ハンセン病家族訴訟

裁きへの社会学的関与

Kurosaka Ai
黒坂愛衣

Fukuoka Yasunori
福岡安則

世織書房

はじめに

部落差別問題、在日コリアン問題など、わが国における社会的差別の問題を、主として被差別当事者たちのライフストーリーの聞き取りという手法によって研究してきた福岡安則に、二〇〇一年五月の熊本地方裁判所「らい予防法違憲国家賠償請求訴訟」原告勝訴判決を受けて、国のハンセン病政策による被害のありようを検証するために厚生労働省の外郭に設置された「ハンセン病問題に関する検証会議」の作業部会にあたる「検討会」の委員として、被害実態聞き取り調査を手伝わないかと声がかかったのは、二〇〇三年の春であった。

二〇〇四年秋には、埼玉大学大学院博士後期課程の院生だった黒坂愛衣も、熊本にある国立ハンセン病療養所菊池恵楓園の面会人宿泊所に泊り込んでのハンセン病罹患者の家族たちの聞き取りから、調査メンバーに加わった。

検証会議は二〇〇五年三月に『ハンセン病問題に関する検証会議最終報告書』を公表して解散したけれども、わたしたちにはハンセン病問題の全体像は摑み得ていない、社会学的にはまだまだやるべきことがあるという思いが残り、以来、何度かの科学研究費補助金を取得して、当事者からの聞き取り調査を継続的におこない、ハンセン病療養所の入所者のみなさん、退所者のみなさん、さらには家族のみなさんにお話を聞かせてもらった。地域的にも、北は青森の松丘保養園から南は宮古島の宮古南静園まで全国一三の国立ハンセン病療養所をたびたび訪ね、閉鎖前の熊本の待労院《たいろういん》、現在でも唯一残る民間施設である静岡の神山復生《こうやまふくせい》病院も訪ねた。さらには、二〇一二年から二〇一七年まで韓国のハンセン病問題調査にも七回出かけ、国立ソロクト病院や民間のハンセン病療養所施設、そして各地の定着村（ハンセン病回復者とその家族のためのコミュニティ）を訪ねた（この韓国調査では、埼玉大学の大学院で福岡ゼミに属していた在日三世の金香 月《キムヒャンウォル》さんに、通訳を兼ねた調査メンバーとして大活躍してもらった）。二〇一四年、二〇一五年には台湾のハンセン病問題調査で台北郊外の楽生療養院を訪ねた。

このような当事者からの聞き取り調査は、二〇二〇年の年明けに新型コロナウイルスの感染の広がりが始まるまで、途切れることなく続いた。途中で聞き取りの人数を数えるのはやめてしまったが、五〇〇人には達したと思う。

その過程で、ハンセン病罹患者の家族の立場にある人々からの聞き取り一二ケースを黒坂が『ハンセン病家族たちの物語』（世織書房、二〇一五年）として上梓した。この本の出版は、その語り手の中心となった「れんげ草の会（ハンセン病遺族・家族の会）」の人たちに喜ばれた。聞き取りの記録の公表が、

ハンセン病療養所所在地

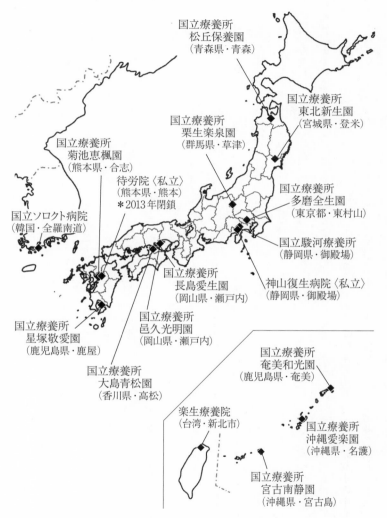

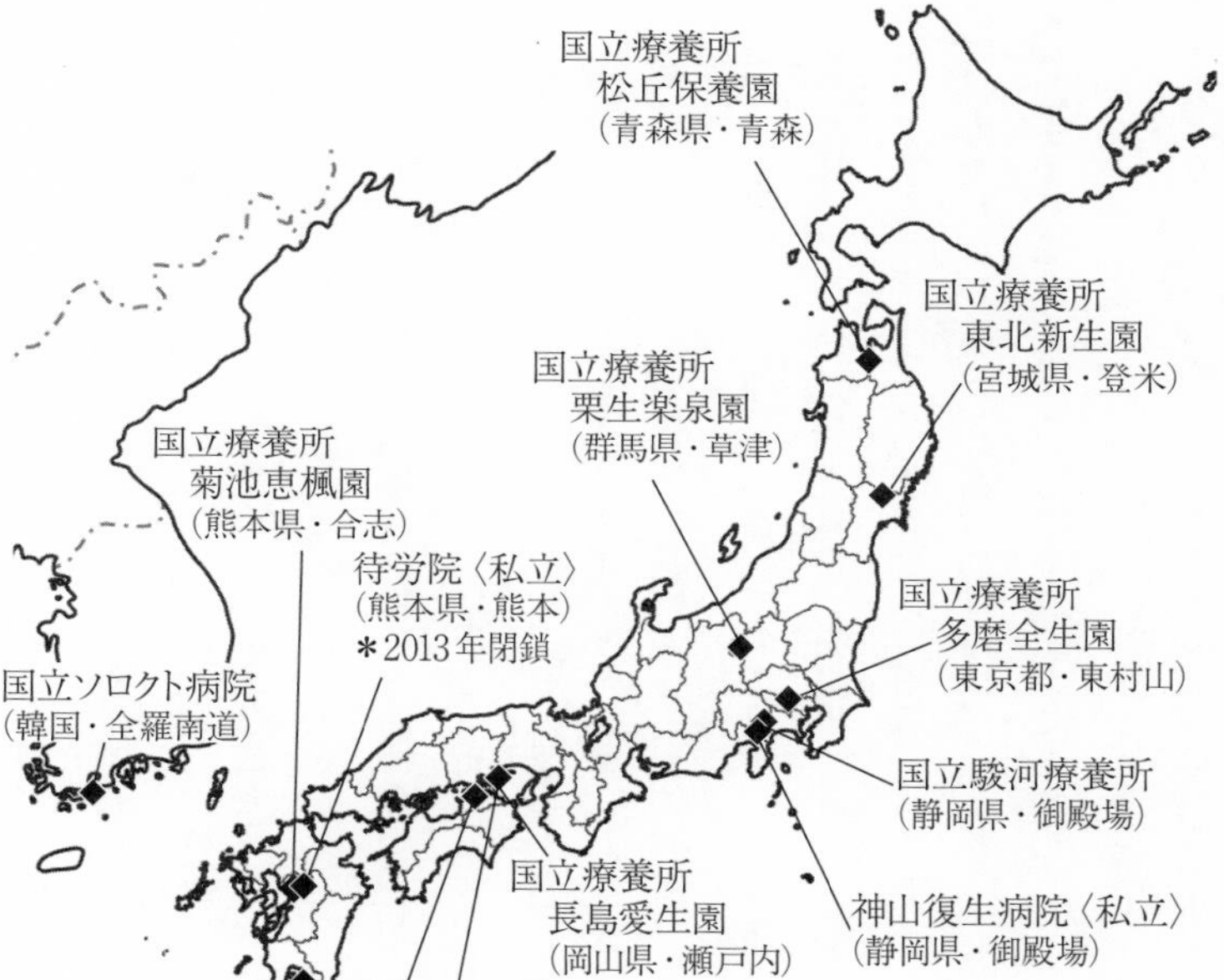

参照・厚生労働省HP〈http://www1.mhlw.go.jp/link/link_hosp_12/hosplist/nc.html〉ほか。

被差別当事者たちのエンパワメントに大いに寄与することになった。

もちろん、二〇一六年二月に「ハンセン病家族訴訟」が熊本地方裁判所に提訴されるに至ったのは、いくつもの要因が絡み合ってのことだけれども、わたしたちの聞き取り調査がその要因の一つとなったことは——正直なところ、まったくそのようなことを意図していたわけではなかったので——驚きであり、文字通り望外の喜びでもあった。

その延長線上で、ハンセン病家族訴訟弁護団からの依頼で、黒坂がハンセン病罹患者の家族たちがこうむってきた差別被害のありようの全体像を分析的に記述した「意見書」を熊本地裁に提出したのが、二〇一七年九月。そして、二〇一七年一二月四日の第七回期日に、家族原告たち、弁護団、支援者のみなさんの期待を一身に背負って、黒坂は熊本地裁の法廷に立って、専門家としての証言をおこなった。

さらに、二〇一八年六月一五日の第一一回期日の折りに、遠藤浩太郎裁判長が、傍聴のために熊本地裁に赴いていた福岡に「社会学者としての意見を聞いてみたい」と言い出すハプニングがあって、福岡もこの年の九月に熊本地裁に「意見書」を提出することとなった。

本書は、これらの黒坂の「意見書」と「証人尋問」、福岡の「意見書」を一書に編んだものである。

本書に収めたわたしたちの社会学的作品は、いずれも、わたしたちがただ単に椅子に座って机上のパソコンに向かって思考をめぐらしていただけであったら、けっして、かたちにならなかったものである。わたしたちの言葉では「フィールドワーク」と言うが、ハンセン病問題をめぐっての被差別当事者である回復者のみなさんやその家族のみなさんにお会いして、そのライフストーリーの聞き取りをさせてもらい、そして、ハンセン病家族訴訟が提訴されるや裁判の期日のたびに熊本地方裁判所に足を運び、前夜の交流会に参加し、当日は傍聴し、その夕べには報告集会や懇親会に参加し、という〈現場の問題意識〉とわたしたち自身、日々対話するなかから紡ぎだしたものである。

そのような作品として、読者のみなさんには本書をお読みいただければありがたい。忌憚のないご批判をいただき、議論を深めることで、わたしたちが提示した社会的差別とはどんなものか、《集合的意識としての偏見》という捉え方の妥当性いかんについて、より精緻化した理論に少しでも近づけるとありがたいと思っている。

福岡安則

ハンセン病家族訴訟にかんする動き

『ハンセン病家族たちの物語』で、わが国の明治期からハンセン病家族訴訟が提訴される前年の二〇一五年までの「日本のハンセン病問題小史年表」を示しているので、ここでは、本論に先立ち、本論にかんする出来事と「ハンセン病家族訴訟」に絞り、その動きを記す。

■一八七三（明治六）年

ノルウェーでアルマウェル・ハンセンがらい菌を発見。

■一九〇七（明治四〇）年

第一次西園寺公望内閣が、前年に元警視庁警察医長の山根政次により提出された「癩予防案」と同じ趣旨の「癩予防ニ関スル法律案」を、第二三回帝国議会に提出。「明治四十年法律第十一号」（「癩予防ニ関スル件」）が、いわゆる「浮浪癩」の人々の収容を企図して制定・公布され、隔離が始まる。

■一九〇九（明治四二）年

「明治四十年法律第十一号」が施行される。この法により全国を五区に区分して連合道府県立の療養所が開設される。第一区「全生病院」（東京／現「国立療養所多磨全生園」）、第二区「北部保養院」（青森／現「国立療養所松丘保養園」）、第三区「外島保養院」（大阪）、第四区「大島療

養所」(香川/現「国立療養所大島青松園」)、第五区「九州療養所」(熊本/現「国立療養所菊池恵楓園」)。

その後、国立・公立療養所が以下の通り開設されていく。「国立療養所長島愛生園」(岡山、一九三〇年)、「沖縄県立宮古保養院」(一九三一年)、「国立療養所栗生楽泉園」(群馬、一九三二年)、「国立療養所星塚敬愛園」(鹿児島、一九三五年)、「臨時国立療養所国頭愛楽園」(沖縄、一九三八年)、「国立療養所東北新生園」(宮城、一九三九年)、「国立療養所奄美和光園」(沖縄、一九四三年)。

■一九一六(大正五)年

第三次大隈重信内閣が、第三七回帝国議会に「明治四十年法律第十一号」の改正案を提出/成立。療養所長に裁判を経ずに入所者を処罰できる「懲戒検束権」が付与される。

朝鮮総督府、「小鹿島慈恵医院」を開設。

■一九三〇(昭和五)年

台湾総督府、「楽生院」開設。

■一九三一(昭和六)年

浜口雄幸内閣が、第五九回帝国議会に「明治四十年法律第十一号」の改正案を提出/成立。この法律に「癩予防法」という題名がついたほか、すべてのハンセン病患者の療養所への収容隔離が定められた。官民一体となった「無癩県運動」が展開され、一九五三年の「らい予防法」の制定以後まで展開される。

■一九三四(昭和九)年

大阪の外島保養院が室戸台風で壊滅、死者多数。生き残った入所者は各地の療養所に分散委託。一九三八年に瀬戸内海の長島に、第三区府県立「光明園」（岡山／現「国立療養所邑久光明園」）として再建。

■一九三六（昭和一一）年

内務省衛生局がハンセン病患者の「二十年根絶計画」を発表。二〇年でハンセン病患者をすべて隔離し、療養所内で「絶滅」させるという内容で、この計画により「無癩県運動」が本格化される。

栗生楽生園に「重監房」（施設側呼称「特別病室」）設置（～一九四七年廃止）。投獄された患者に多くの凍死者・餓死者を出した。

■一九四〇（昭和一五）年

厚生省が、第七回帝国議会に「国民優生法案」を提出。「国民優生法」が成立／公布。一九四一年に施行される。

熊本の本妙寺集落で患者一五七人が検挙、強制収容。

群馬県草津の「聖バルバナ・ミッション」解散。

■一九四一（昭和一六）年

七月一日　連合道府県立の五つの療養所、国に移管。

群馬県草津の自治区「湯之沢部落」解散。

■一九四四（昭和一九）年

傷痍軍人のハンセン病患者のための「国立駿河療養所」（静岡）開設。

■一九四五（昭和二〇）年

敗戦により太平洋戦争終結。

■一九四七（昭和二二）年

日本国憲法施行。

一九四三年にアメリカの療養所でハンセン病の治療への効果が認められた薬・プロミンによる治療が日本で始まる。

■一九四八（昭和二三）年
芦田均内閣（連立政権＝民主党・日本社会党・国民協同党）のもと、谷口弥三郎・竹中七郎（以上、民主党）と野党の中山寿彦（民主自由党）・藤森真治（緑風会）が、第二回国会に「優生保護法」の修正法案を提出し、成立／施行。断種手術の対象にハンセン病患者が明記される。

■一九五一（昭和二六）年
参議院厚生委員会で長島愛生園・光田健輔、多磨全生園・林芳信、菊池恵楓園・宮崎松記の三園長が強制隔離政策の続行を強硬に主張。

熊本でFさんが冤罪により逮捕される「菊池事件」が起こる。

■一九五三（昭和二八）年
第五次吉田茂内閣のもと、厚生省が第一六回国会にハンセン病患者の隔離を規定する「らい予防法」案を再提出し、成立／施行される。

菊池恵楓園の附属保育所・龍田寮の子どもたちの地元小学校への通学をPTA会長ら保護者が反対し、登校を阻止する「龍田寮事件」（黒髪校事件）が始まる。

■一九六二（昭和三七）年
「菊池事件」で再審を求めていたFさんに死刑執行。

■一九九六（平成八）年
第一次橋本龍太郎内閣のもと、「明治四十年法律第十一号」（「癩予防ニ関スル件」）以来、八九年間続いた「らい予防法」が廃止となる。菅直人厚生大臣、らい予防法の廃止が遅くなったことを謝罪。

■一九九八（平成一〇）年

星塚敬愛園入所者九名と菊池恵楓園入所者四名により（第一次原告）、熊本地裁に「らい予防法違憲国家賠償請求訴訟」が提訴される。

■二〇〇一（平成一三）年

五月一一日　熊本地裁で原告勝訴判決、二三日に小泉純一郎首相が控訴を断念する。

六月一五日　第一五一回国会で厚生労働委員長により提出された法案が、「ハンセン病療養所入所者等に対する補償金の支給等に関する法律」（「ハンセン病補償法」）として成立。

■二〇〇二（平成一四）年

一月二八日　厚労省と原告の間で締結された「基本合意書Ⅱ」で、ハンセン病元患者がすでに死亡している場合、死後二〇年以内に限り、遺族が補償金を受け取ることが認められる。

一〇月　「ハンセン病問題に関する検証会議」発足（～二〇〇五年三月解散）。

■二〇〇三（平成一五）年

国賠訴訟の経過のなかから結成された国内初／唯一のハンセン病家族会「れんげ草の会（ハンセン病遺族・家族の会）」が発足。以後、毎年一月末に熊本等で集まりをもつ。

熊本県でホテルが元ハンセン病患者の宿泊を拒否する黒川温泉ホテル宿泊拒否事件が起きる。

■二〇〇四（平成一六）年

「ハンセン病問題に関する検証会議」の被害実態調査の一環として、菊池恵楓園の面会人宿泊所にて、福岡安則と黒坂愛衣がハンセン病家族五人から聞き取り。

■二〇〇五（平成一七）年
「ハンセン病市民学会」第一回交流集会が熊本で開催されたおり「家族部会」発足。

■二〇〇九（平成二一）年
厚生労働委員長が、第一六九回国会に「ハンセン病問題の解決の促進に関する法律」（通称「ハンセン病問題基本法」）を提出し、成立／施行される。

■二〇一〇（平成二二）年
ハンセン病療養所非入所者遺族の高橋正典さんが鳥取地裁に国と鳥取県を相手取って提訴（以下、「鳥取訴訟」）。

■二〇一四（平成二六）年
五月「ハンセン病市民学会」第一〇回交流集会が群馬県草津の栗生楽泉園で開催されたおりの「家族部会」で、ハンセン病家族の黄光男さん、自作の歌「閉じ込められた命」を初披露。

■二〇一五（平成二七）年
五月　黒坂愛衣著『ハンセン病家族たちの物語』出版。
――東京で開催された「ハンセン病市民学会」第一一回交流集会の分科会で初めて家族の問題が取り上げられる（「いま初めて語る家族の思い」）。
九月九日　鳥取訴訟一審敗訴。その後、判決を不服として原告が控訴。

■二〇一六（平成二八）年
一月二三日　熊本で開かれた「れんげ草の会」総会が「家族訴訟原告団」結成式に切り替えられ、原告団長に林力先生、副団長に黄光男さんを選出。

二月一五日　ハンセン病家族訴訟（以下、「家族訴訟」）第一次原告五九名が熊本地裁に提訴。

三月二九日　家族訴訟第二次原告五〇九名が熊本地裁に提訴。

一〇月　鳥取訴訟の控訴審で広島高裁松江支部に福岡安則が「意見書」提出。

一〇月一四日　家族訴訟、熊本地裁で第一回期日開催。

■二〇一七（平成二九）年

五月二九日　鳥取訴訟控訴審で徳田靖之弁護士が専門家証人として証言。

七月二六日　鳥取訴訟控訴審で歴史学者の藤野豊と社会学者の福岡安則が専門家証人として証言。

九月　家族訴訟で熊本地裁に黒坂愛衣が意見書を提出（本書1章）。

一二月四日　家族訴訟第七回期日で黒坂愛衣が専門家証人として証言（本書2章）。

■二〇一八（平成三〇）年

三月一六日　家族訴訟第八回期日から原告本人尋問が始まる。結審までに原告二九人が本人尋問に立つ。

六月一五日　家族訴訟第一一回期日後の進行協議の場に福岡安則が裁判長から招かれ意見を聞かれる。

七月二四日　鳥取訴訟控訴審、控訴棄却の不当判決。

九月　家族訴訟で熊本地裁に福岡安則が意見書を提出（本書3章）。

一二月二一日　家族訴訟結審。

■二〇一九（令和元）年

三月二七〜二八日　家族訴訟問題で当事者と

支援者が議員会館内で国会議員に当事者の声を伝える国会ローラー作戦（議員事務所まわり）と院内集会を開催。

五月八日　当事者と支援者が院内集会と各党ヒアリングを開催。

六月二〇日　当事者と支援者が国会ローラー作戦と院内集会を開催。

六月二八日　熊本地裁でハンセン病家族訴訟「勝訴」判決。

七月二日　星陵会館にて「家族訴訟判決集会」。以後、連日、当事者と支援者による控訴阻止闘争。

七月九日　安倍晋三首相、控訴見送りを表明。

七月一二日　安倍首相、内閣総理大臣談話を公表。

七月二四日　安倍首相が首相官邸にて家族原告らに謝罪。

一〇月二日　厚労省・法務省・文科省との「ハンセン病に係る偏見差別の解消に向けた協議」第一回開催。

一一月一五日　第二〇〇回国会で厚生労働委員長により提出された法案が、「ハンセン病元患者家族に対する補償金の支給等に関する法律」として成立。また、「ハンセン病問題の解決の促進に関する法律」が改正され、「ハンセン病の患者であった者」だけでなく「その家族」もこの法の対象者に加えられる。

■二〇二〇（令和二）年

一月一六日「ハンセン病に係る偏見差別の解消に向けた協議」第二回開催。

一二月二二日「ハンセン病に係る偏見差別の解消に向けた協議」第三回開催。

■二〇二一（令和三）年

七月三一日「ハンセン病に係る偏見差別の

解消のための施策検討会」の第一回「有識者会議」オンラインで開催。

八月一二日　施策検討会の第一回「当事者市民部会」オンラインで開催。

ハンセン病家族訴訟

目　次

4

ハンセン病家族訴訟

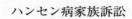

1

被害論

■ハンセン病家族訴訟「意見書」

黒坂愛衣

二〇一六年二月に第一陣、三月に第二陣と、「ハンセン病家族訴訟」を提訴するや、弁護団は、甲Ａ一号証として、黒坂の著書『ハンセン病家族たちの物語』を裁判所に提出した。そして、五六〇人を超えた家族原告たちの被害の全体像を把握するための論拠となる「意見書」の執筆を黒坂に求めた。

わたしたちは、当事者である家族原告を各地（宮城、首都圏、関西、徳島、熊本、沖縄本島、宮古島）に訪ね、精力的に聞き取り調査を実施するとともに、裁判のため以外には使用しないとの誓約のもと、弁護団から家族原告たちの五〇〇通を超す「陳述書」の提供を受け、読み込んだ。

黒坂が「意見書」を書き上げたのは、第七回目の韓国調査で、二〇一七年八月二七日から九月二日まで、ソウル近郊の「定着村」（ハンセン病回復者とその家族たちのコミュニティ）の聞き取り調査に出かけていた最中であった。そのため、黒坂は一日はフィールドワークを断念して、ホテルに籠もって、意見書を練り上げ、日本の弁護団にメールで送信したのが本章である。

「ハンセン病家族訴訟」は匿名裁判として闘われた。個人が特定化されることを避けるために、原告たちは、氏名ではなく、原告番号で呼ばれた。しかし、原告番号でもなお、個人が特定化されることを不安に思う原告たちもいる。「意見書（被害論）」を本書に収録するにあたり、そのような懸念を表明された原告の場合には、「原告番号ＡＡ」「原告番号ＸＸ」等と表記することとしたことをお断りさせていただく。

はじめに

わたしは社会学を専門とする研究者で、二〇〇四年から現在まで、全国に一三ある国立ハンセン病療養所を訪問するなどし、ハンセン病であった人々とその家族たちからの聞き取り調査を継続して行なってきた。共同研究者である福岡安則・埼玉大学名誉教授とともに現在まで聞き取りを行なった対象者は三五〇名を超えている。本法廷に提出された甲A一号証『ハンセン病家族たちの物語』(世織書房、二〇一五年)のほか、群馬県にある国立ハンセン病療養所の入所者五〇名ほかの証言を収録した『栗生楽泉園入所者証言集』上中下(共編著、創土社、二〇〇九年)など、聞き取り調査をもとにした書籍・論文をこれまでに多数、発表している。

甲A一号証『ハンセン病家族たちの物語』には、「家族」(1)当事者のライフストーリー一二編が収録されている。わたしは本書の刊行までに一〇年以上ハンセン病問題のフィールドワークを行なってきていたが、療養所入所者や退所者と比べても、「家族」はそもそも〝出会うこと〟自体が難しい存在であった。日本初の、そして唯一の家族会である「れんげ草の会(ハンセン病遺族・家族の会)」の会合にはオブザーバーとしてほぼ毎年参加していたが、そこに集う「家族」はほんの一〇名ほどだった。このかんに、わたしたちが人生体験の聞き取りを行ない、公刊を許諾された「家族」は、本書一二編の語り手たちがすべてであった。刊行にあたって一二編のうち七編の語り手が匿名化を希望した。——〝肉親がハンセン病であった〟という事実が、「家族」の人々にとっていかに明らかにしがたく、語りにくいものであるか。こうした執筆経過および甲A一号証一二編の語りの内容は、このことを明かしている。

二〇一六年初春の「家族」原告五六八名による本件訴訟の提訴は、ハンセン病家族たちが長く強いられてきた沈黙の、転換点である。日本社会にはインビジブル・マイノリティとして数多くのハンセン病家族が存在していること、その苦難の不当さへの怒りを、かれらは集団提訴のかたちで声をあげることにより、示したのであった。そのような「家族」原告の訴えにどれほど真摯に耳を傾けることができるのか、本件訴訟の関係者（本意見書を執筆しているわたし自身を含む）は、問われている。

以下では、わたしがこれまでに行なってきた聞き取り資料を主たるデータとして、ハンセン病家族が被ってきた苦難がどのようなものであったのか、差別の問題に焦点を絞って整理・分析を行なう。わた

1　『ハンセン病家族たちの物語』では、「ハンセン病家族」という語（略して「家族」とだけ書く場合もある）を、〝親きょうだい等の近しい肉親がハンセン病にかかり、自分自身はハンセン病ではなかった人〟と限定して使用した。この意見書も、基本的にはこの規定に準じて「ハンセン病家族」「家族」という語を使用している。

ただし、次節以降で検討する「社会的な差別」による影響（被害）は、〝夫または妻がハンセン病にかかり、自分自身はハンセン病ではなかった人〟〝子がハンセン病にかかり、自分自身はハンセン病ではなかった人〟〝祖父母・オジ・オバ等の近しい親族がハンセン病にかかり、自分自身はハンセン病ではなかった人〟にも当然、及ぶものである。本意見書の「ハンセン病家族」「家族」という語には、ハンセン病であった人の「子」「きょうだい」だけでなく、「配偶者（パートナー）」「母親・父親」「孫・甥・姪」といった関係にあたる人も含まれる。

しは現在も「家族」からの聞き取りを継続しており、甲A一号証に掲載された事例のほか、これへの掲載を断られた事例、新たに聞き取りをした事例を含めると、これまでに四〇名ほどの「家族」から聞き取りを行なっている。また、この意見書執筆のため、本件訴訟の原告の一部から陳述書の提供を受けており、適宜そちらも参照する(2)。

1　差別の存在——「家族」にむけられた排除・蔑視と隔離政策

日本社会では、ハンセン病に罹患した人とその家族は、ひろく差別の対象とされてきた。さまざまな社会関係において、「ハンセン病の患者である・患者家族である」ことを理由に、その人物を排除・蔑視する行為が当たり前のようになされてきた（学校でのいじめ・地域社会での村八分・結婚や就職での忌避など）。患者だけでなく家族もまた差別の対象であったことは、「家族」たち自身がその体験を語っていることに加え、ハンセン病療養所入所者らによる家族についての証言や、かれらの多くが〝家族を差別から守るため〟という理由で園名（偽名）を使用してきた事実からも確認できる。

国のハンセン病隔離・優生政策は、患者および家族にたいする排除・蔑視の慣行に〝医学的な根拠〟を与え、正当化し、強化する結果を生んだといえる。患者隔離の制度化にともない、市井の人々に広められた〝ハンセン病は患者の隔離が必要なほど感染力の強い病気である〟という認識は、患者はもちろん、患者と長らく生活をともにしてきた「家族」にたいする排除・蔑視にも、容易に結びつく(3)。実際、ハンセン病であった肉親が療養所に収容されたあと、保健所職員による自宅の〝消毒〟が大々的になされると、集落での村八分が目に見えて強烈になったという「家族」たちの体験がある［林力（甲A一号証「第7話」、原告番号一番）、原田信子（甲A一号証「第4話」、原告番号六番）、OA（原告番号一九番）とその兄弟（原告番号五四番、五五番）[4]、原告番号七八番ほか多数］。「らい予防法」のもと実施された

2　わたしが行なった聞き取りデータ、および「陳述書」に言及するにあたっては、以下の三パターンの形式で表記する。原告番号がわかる場合にはそれも書き添える（書き添えていないものは、わたしには原告番号がわからないか、原告になったかどうかも不詳であることを意味する）。

（1）甲A一号証に収録されているケースに関しては、『ハンセン病家族たちの物語』で用いた名前（本名、仮名、イニシャル等）とし、「第1話」等と付記する（ただし「第10話」の語り手は、本の出版時点では仮名表記としたが、本件訴訟の提訴にあたり「原告団副団長」に選出され、本人が実名で裁判に臨むことを決意されたので、仮名の睦明夫ではなく、本名の黄光男《ファングアンナム》で表記する）。

（2）わたし自身が聞き取りをしたもののうち、前記（1）以外のケースに関しては、アルファベット二文字の組合せによって語り手を識別する（ただし本人が本名を公表している場合には、その名前を用いる）。

（3）原告番号のみのものは、本人から提供された「陳述書」を参照したもので、わたし自身はまだ直接聞き取りをしていないケースである。

3　宮里良子（甲A一号証「第2話」、原告番号五番）が若き日に体験した結婚差別で、「あなたの身体を介して、自分もらいになるのではないか」という当時の交際相手からの手紙にあった言葉は、〝感染力の強い病気である〟という〝医学的な根拠〟によって「家族」が忌避された典型事例である。

〝入所勧奨〟や〝消毒〟は、結果として、その家庭に「癩患家《らいかんか》」という社会的なラベルを貼り、近隣に知らしめることになっただけでなく、その仰々しさにより、〝感染力の強い病気〟というイメージを人々の意識にあらためて刻印することになった。

さらにいえば、隔離政策の推進者および行政当局そのものが、患者の家族を〝すでに感染しているおそれが強い存在〟〝感染源となりうる存在〟として見、扱っていたことを示すような事実もある。隔離政策の推進者で、長島愛生園の初代園長でもあった医師・光田健輔は、一九五一年一一月の第一二回国会・参議院厚生委員会にて「幼児の感染を防ぐためらい家族のステルザチョン（＝断種）ということも勧めてやらす方がよろしいと思います」（傍点および丸カッコ内は黒坂の補足である。以下同様）と述べた。また、ある時期には、入所者の郷里の家族を対象とした「家族検診」が行なわれており、一九五一年二月、全国国立癩療養所患者協議会が「各県衛生部　衆参厚生委員　厚生省」に宛てて抗議した記録(5)が残っている。療養所附属保育所で育った児童についても、定期的に「検診」を受けさせられたという当事者の証言が複数ある〔奥晴海（甲A一号証「第1話」、原告番号九番）、SK（原告番号二五番）(6)など〕。このような当局側の「家族」にたいするふるまいが、市井の人々の認識や、「家族」自身の自己認識に、なんらの影響も及ぼさなかったとみるのは難しいだろう。

さらにいえば、一九四八年に施行された「優生保護法」は、法の目的として「不良な子孫の出生を防止」することを謳う（第一条）ものであったが、その対象となる疾病のなかに「癩疾患」があった。もっとも、療養所入所者を対象とした園内での断種・堕胎は戦前から非合法のかたちで行なわれてきたのであって、この法の制定は、それを合法化するものであった。近代日本社会において、ハンセン病患者のお腹に宿った子は、命の価値の序列化のなかで劣位に置かれ、生まれる前にあらかじめ排除しておくという暴力にさらされ続けてきただけでなく、その暴力が法によっても正当化されたのである。わたしが直接聞き取りをした「家族」のなかにも、母親が妊娠したときに療養所入所中であったため、自分自身が園内での強制堕胎[7]の対象であった（が、辛くも免れた）という人々［宮里良子（甲A一号証「第2話」、原告番号五番）、OM（原告番号一八八番）[8]、MR（原告番号二七番）[9]、YC（原告番号一〇番）[10]など］や、自分のきょうだいが堕胎されてしまい、この世に生まれることができなかったという人々

4　OAを含む兄弟三人とその母親からの聞き取りは、二〇一七年八月一〇日～一二日に実施した。

5　「癩患者の家族検診及患者発生の際のその取扱いに就ての陳情書」（全国国立癩療養所患者協議會代表　渡辺清二郎『近現代日本ハンセン病問題資料集成〈戦後編〉第四巻』一二七～一二九頁、不二出版、二〇〇三年）。冒頭の記述から、「家族検診の中止」を求める陳情が複数回にわたるものであったことがわかる。「私達は先般癩患者家族検診の中止及その取扱いの注意並に患家の秘蜜《ママ》絶対保持を厚生省当局及各県衛生部に陳情致したのでありますが、其後入園者の家族との通信並に癩患者発生の際に起つた多数の事件に依り私達の要望する陳情の本旨が未だに衛生係官の末端に行渡つて居ない事を知り誠に遺憾であり憂慮に耐えないのであります」（前掲書、一二七頁）。

6　二〇一七年七月八日、聞き取り。
原告番号一六番は「家族検診」の体験者であった。療養所の医師が自宅に来て裸にされて調べられたほか、学校の養護室でも毎年「屈辱的な検査」を受けさせられたと陳述している。

［MR（原告番号二七番）、TK（原告番号二三番）(11)など］がいる。

優生保護法下、「癩疾患」を理由とした人工妊娠中絶は、届出があっただけでも七六九六件にものぼる（『ハンセン病問題に関する検証会議最終報告書』二〇八頁、二〇〇五年）。周知のとおり、ハンセン病は一九四七年頃にはすでに国内でも化学治療薬が使用でき〝治せる病気〟となっていた。しかしながら、このような性格をもつ「優生保護法」は、「らい予防法」とともに一九九六年まで存続したのだった。

ハンセン病家族のライフストーリーにあらわれる直接的な排除・蔑視は枚挙にいとまがない。〝小学生のとき、登校時に石を投げられた。異父姉はツバを吐きかけられた〟という宮里良子（甲A一号証「第2話」、原告番号五番）、〝小学校の同級生から「患者の子は汚い」と言われ、教科書を便所に捨てられるなどの強烈ないじめを受けた〟というYR（甲A一号証での〝幻の語り手〟）(12)。〝学校でいじめにあい、集落では村八分にあった。食べる物に困るほど困窮した〟という中村秀子（甲A一号証「第5話」、原告番号三番）と村田直子（甲A一号証「第5話」、原告番号七九番）姉妹。〝近所の店では商品を売ってくれなかった。高校三年のときに就職差別にあい、教師から退学しろと迫られた〟という梅沢寿彦（甲A一号証「第9話」）。OH（原告番号五四番）は、若い頃に国家公務員試験（刑務官）を受験し、そこで就職差別にあっている。二次試験の面接に進んだ受験者はOHを含め二名のみで、一次試験の結果はOHが上位だった。しかし、面接の場で父親の病気について尋ねられ、OHはごまかしきれず「癩」だと言ってしまう。「面接官のただならぬ様子に、だめだろうと思った。やはりだめだった」。

結婚差別もすさまじい。〝刑事により身元調査をされ、恋人が去って行った〟という林力（甲A一号証「第7話」、原告番号一番)。〝「両親が療養所にいる」と勇気を出して恋人に伝えたところ、「あなたの身体を介して、自分も癩になるんじゃないか」と言われた〟という宮里良子(甲A一号証「第2話」、原告番号五番)。〝一緒に暮らしていた恋人が、妊娠していたのに、自分に内緒で中絶してしまった。彼女は親族に連れ戻された〟というI(甲A一号証「第12話」)(13)等々。若い世代でも、肉親がハンセン病であったことを理由とした結婚差別に遭遇しているケースがある。原告番号四七番、AA番、BB番(14)

---

7 わたしたちの療養所入所者からの聞き取りでは、妊娠している入所者やその配偶者の同意なしに、人工妊娠中絶の処置が行なわれたケースがあった。また、妊娠している入所者やその配偶者が(苦悩しながらも)同意し、あるいはみずから望んで、人工妊娠中絶が行なわれたケースもあった。――本人の〝同意〟や〝希望〟があった場合でも、そもそもかれらは、子産み子育てが不可能なものとして秩序づけられた空間であるハンセン病療養所に、長期的に隔離されていたのであった。かれらには「産み育てる」という選択肢が与えられていなかったのであって、いわば構造的に人工妊娠中絶を強制されたといえる。

8 二〇一七年五月五日、聞き取り。

9 二〇一七年八月二〇日、聞き取り。

10 二〇一三年一二月一七日、沖縄のご自宅にて聞き取り。

11 二〇〇八年八月二〇日、聞き取り。

12 二〇一三年六月二日、国立療養所星塚敬愛園の面会人宿泊所「第一星塚荘」にて聞き取り。

13 すでに亡くなられているので、原告にはなっていない。

14 原告番号四七番、AA番、BB番については、近日中に聞き取りの予定。

は、いずれも提訴時点で三〇代だ。四七番は、長年の交際をし結婚の約束をした恋人がいたが、父親がハンセン病であったことを相手の両親に伝えたところ、「病気がうつったらどうするのか」等と言われ、強硬に反対されてしまう。恋人とは別れることになってしまった。AA番、BB番は姉妹であるが、それぞれ、父親がハンセン病であったことを夫に伝えたところ、相手の態度がよそよそしくなり、ふたりとも離婚に至っている。

原告番号XX番は、結婚の半年後に父親の病歴が夫に知られ、離婚に至ったケースである。XX番は、夫とともに医療機関のデータ管理を行なう会社で働いていた。あるとき、夫が業務で、とある国立ハンセン病療養所に行き、過去のものも含めた入所者データを見ていたところ、そこに彼女の父親の名前をみつけてしまう（XX番自身、これにより初めて、父親がハンセン病であった事実を知ることになった）。以後、夫からは連日「騙して結婚した」と責められ、同居する義母からは「（息子は）他の人と結婚すればよかった」「子どもは産むな」と言われるようになる。それまで家庭内で共用だったタオルやコップなどの日用品も、彼女だけ別にするよう言い渡された。とても耐え切れず、離婚したのは二〇〇〇年代の前半である。

2　差別の影響(1)――マイノリティ側の〈心理的負荷〉〈生き方の選択肢の制限〉

差別とはどのようなものをいうのか、ここで確認をしておきたい。『現代社会学事典』（弘文堂、二〇一二年）の「差別（Discrimination）」の項は、以下のように定義している。

> 社会におけるマジョリティ／マイノリティ関係を背景にして生ずる「遠ざけ」（忌避、排除）および／もしくは「見下し」（蔑視、賤視）の意識、態度、表現、行為、そして、その帰結としての社会的格差のある生活実態を、社会的差別という。差別される側は、なんらかのある属性に対して、それがスティグマをなすものとして意味づけられ、有徴化されることによって、ひとつのカテゴリーとして構成される。（福岡安則）

差別とは、《社会的マイノリティとして構成されたカテゴリー》への帰属を理由としてなされる、排除や蔑視である。ここには、当該カテゴリーが排除・蔑視の対象として社会的に成立しているという、社会構造（＝マクロ）レベルの問題がある。諸個人のやりとり（＝ミクロ）レベルでみるならば、ある人物にたいし、かれが特定のカテゴリーに属しているというだけの理由で排除や蔑視がなされているときに、それは「差別」と呼ばれる。

したがって「差別」は、社会的なものであって、個人的な好き嫌いとは区別されるものである。個人的な好き嫌いでは、ある人物と対面的に知り合い、やりとりをするなかでその人物の個性や人柄等を知り、自分とは相性が合わないものとして距離を置いたり排除したりする。他方、差別はそうではない。差別をする側にとっては、かれが当該のカテゴリーに属しているという一点のみが重要なのであって、その個性や人柄等はいっさい関係がない。そのため、仮にその人物と一度も会ったことがなくとも、差別としての排除・蔑視はなされうる（子どもの交際相手と一度も会っていない段階で、その相手の特定の属性を理由に、結婚に反対するなど）。また、それまでは仲睦まじく過ごしていたのに、当該カテゴリーへの帰属の事実を知ったとたん、態度を豹変させ、相手を排除・蔑視し始めるといったことがありうる。

それでは、どのようなカテゴリーが問題となるのか。日本社会では、たとえば「被差別部落出身者」「在日朝鮮人」「障害者」などが、《社会的マイノリティとしてのカテゴリー》として成立し機能してきた。このようなカテゴリーの特徴は、そうではないものとのあいだに、非対称な関係（対等でない関係）がはらまれているという点である。「わたしは被差別部落出身者だけど、結婚してくれますか？」という言明は、日本社会ではいまなお求婚の場面でなされることがあり、その場にいる人々に意味をなす言葉として受けとられ、「そんなことは気にしない」とか「それはちょっと問題だ」とか、いずれにせよなんらかの応答が相手側からなされる。一方で、「わたしは被差別部落出身者ではないのだけど、結婚してくれますか？」という言明は、けっしてなされることがないし、仮になされたとしても、そのような言葉は人々にとって意味をなすものとしては受け取られない。「わたしは在日朝鮮人ではないのだけど……」「わたしは障害者ではないのだけど……」も同様だ。こうした場面において、存在の受容を求めるのは常にマイノリティ側なのであって、そうではないもの、つまりマジョリティは、受容か拒絶かを決める側である。このような力関係の非対称性が確認できるとき、それは《社会的マイノリティとしてのカテゴリー》であるといえる。

このように社会的な特質をもつ「差別」の存在は、それ自体、当該カテゴリーに帰属する当事者の一人ひとりにとって、大きな脅威となる。いちど直接的な排除・蔑視に遭遇してしまうと、それが自分の帰属カテゴリーにのみ結びつけられているものであるために、本人には〝ほかの場面でもありうること〟として看取されることになる。——あるいは、そのような直接的な被差別体験がない場合でも、自分と同一カテゴリーに帰属する誰かが排除・蔑視されるような出来事があれば、それは〝自分にもありうること〟として感得される。その出来事に遭遇したのが自分ではなく、かれであったことに、特段の理由などないからだ。そこに居合わせたのがかれではなく自分であったとしたら、間違いなく、排除・蔑視されたのは自分であっただろうからだ。

もちろん、マジョリティ側の人間のすべてが、帰属カテゴリーを理由とした排除・蔑視を必ず行なうというわけではない。あからさまな差別行為を行なうのは、マジョリティの全体からみれば一部の人々であるのかもしれない。しかしながら、社会的な「差別」が存在する以上、差別行為は必ず一定程度なされているのであり、しかもマイノリティの側からすると、目の前の相手がそれを行なうかどうかは、事前にはわからないことが多い。自分が《社会的マイノリティとしてのカテゴリー》に帰属するという事実を伝えることではじめて、相手の反応が試され、それが排除や蔑視を含むものとなるのか、それとも受容されるのかが判明するのである。いったん事実を伝えたなら、あとからの取り消しは通常できない。そして、相手の反応がどちらになるのかは、いわば確率的な問題であるのであって、マイノリティの側にとっては、差別行為に遭遇する可能性は常に一定程度あることになる。

もう一点、付言しておこう。マイノリティ側の人々についてみても、かれらの人生体験のすべてが差別の問題に塗り潰されてしまうというわけでは、もちろんない。マジョリティ側の人々と同様、マイノリティ側の人々の人生にも当然、喜びの体験や幸せな体験、豊かな体験は存在してきた。直接的な被差別体験は「ない」という人や、当該カテゴリーへの帰属を意識しない時期が長くあったという人もいる。また、思い切って自分の被差別属性を大切な人にうちあけたところ、相手は受け容れてくれたという人もいる。しかし同時に、社会的な差別の存在が、マイノリティ当事者にとっては陰に陽に大きな心理的負荷となり続けるというのも事実である。自分の身だけでなく、子どもや孫の身にも差別の影響が及ぶのではないかというマイノリティ側の人々の心配は、それが帰属カテゴリーを理由としたものであり、社会構造レベルでの力関係の非対称性を背景としている以上、一定の合理性がある。

そのような心理的負荷や心配が、マイノリティ当事者の行動や生き方の選択に、制限をかける場合がある。極端な例では、自己防衛のための戦略として、比較的若いときから、親しい友達をつくらない、恋愛や結婚はしない、履歴書や戸籍の提出が必要になる会社には求職しない、と自ら決意する場合がある。また、自分や親族に差別の影響が及ぶのを恐れて、当該カテゴリーへの帰属の事実や、自分の人生体験、自己アイデンティティのありかを周囲に伏せておくといったケースは数多くある。あるいは、当該カテゴリーへの帰属の事実がすでに広く知られている場合に、その本人が、親族とのさまざまな交流を断念することによって、親族を差別から守ろうと考えるケースもある（親族の結婚式への出席をあきらめる、等々）。――直接的な被差別体験はもちろん、このような〈心理的負荷〉〈生き方の選択肢の制限〉

もまた、差別の存在がもたらすマイノリティ側の人々の被害である。マイノリティ側の人々が、周囲の人々と良好な関係を形成し、人間関係を広げ（深め）、ライフチャンスを獲得しようとするさいに、「差別」はしばしばこのようなかたちで障壁となって立ち現れるのである。

以上、一般に「差別」とはどのようなものであるか、その特性を確認し、マイノリティ側の人々への影響のありようを検討してきた。「ハンセン病患者の家族」もまた、先にみたような、社会構造レベルでの力関係の非対称性をはらんだ《社会的マイノリティとしてのカテゴリー》である。前節でみたように、学校でのいじめや地域社会での村八分、結婚差別や就職差別など、「肉親がハンセン病患者であった」というだけの理由による排除・蔑視が、ハンセン病家族の人々の身に降りかかってきた。

さらに、いま述べた、差別によって生じるマイノリティ側の〈心理的負荷〉と〈生き方の選択肢の制限〉もまた、ハンセン病家族たちの人生の語りや記録のなかに、さまざまな実例をみることができる。若い世代も例外ではない。たとえば原告番号三一五番は、一九八〇年代半ばの生まれで、おそらく原告のなかでは最も若い世代の一人であるが、陳述書にはマイノリティ当事者としての〈心理的負荷〉が色濃く刻まれている。「家族が患者だったことを知ってしまった以上、心に闇――誰にも知られたくない、知られてはいけない秘密を一生抱えていなければならないという闇――を抱えてしまうのです。いまだに、ハンセン病に対する偏見差別は世の中から消えていないからです。家族が患者だったことを知られたら、自分もいつどんな差別をされるか、今の世の中でもわからないからです。私は、闇を抱えてしまいました。この病気に対する偏見差別によって、抱え込まされてしまいました。この苦しい感じは、当事者にならないとわからないと思います」。

ハンセン病家族の体験の具体例として、結婚をめぐる〈生き方の選択肢の制限〉の、いくつかの事例を挙げておく。結婚は、社会的なものとしての「差別」が、個人のやりとりのうちに鋭く顕在化する局面のひとつである。わたしたちがこれまでに行なってきた聞き取りでは、「一〇〜二〇代の頃、自分は結婚できない（しない）と強く考えていた」との言葉を、療養所附属保育所で育った語り手たちから聞くことがしばしばあった。星塚敬愛園附属保育所で育ったYR（甲A一号証での〝幻の語り手〟）、MR（原告番号二七番）、東北新生園附属保育所で育ったOM（原告番号三九二番）(15)、KM(16)がそうだ。附属保育所で育った「家族」の場合、療養所に入所していた肉親による紹介で、自分とおなじように「家族」の立場にある人や、療養所退所者の人と知り合いになり、その相手との、差別される心配のない結婚を選ぶケースもしばしばあったという（療養所入所者や、附属保育所で育った「家族」の聞き取りから。なお原告番号二八番と三九番は同じ附属保育所で育ち、のちに結婚したケースだ。お互いについて「親のことを内緒にする必要がない」「安心できる」相手だと述べている）。

一般社会で育った「家族」の語りにも、結婚をめぐる〈生き方の選択肢の制限〉を、いくつもみることができる。LM（原告番号YY番）は、ハンセン病であった父親が療養所を退所してから結婚し、一般社会で生まれた「子」だ。LMは「父親がハンセン病だったと知らされたあと、〝ああ、自分は結婚は無理なんだな〟と思った。いまも思っている」と語っている。父親の病歴を知ったのは平成になってからで、LMは当時二〇代であった。このように比較的若い世代の「家族」が、直接の被差別体験は一度もない場合でも、差別回避のために、結婚という選択肢をとらないことをあらかじめ決めているケースがある。前述した、一九八〇年代半ば生まれの原告番号三一五番が抱える〈心理的負荷〉と併せて考えてみても、社会的な差別の「家族」当事者への影響は、いまなお大きいといわざるをえない。

ＦＡ（原告番号六九番）(17)も、ハンセン病であった父親が療養所を退所した後に結婚し、一般社会で生まれた「子」である。提訴時点で三〇代後半。子どもの頃、療養所へは両親に連れられて頻繁に出かけ、父親の療友である入所者の人々とのあいだに長年の親交と愛着があった。そのいっぽうで、ハンセン病については一般社会の人々の理解を得るのは困難だと感じ、父親の病歴について、これまで誰にも話したことはない。彼女の場合の結婚をめぐる〈生き方の選択肢の制限〉は〝日本人とは結婚はしない〟というものである。相手が外国人であれば、言語や文化の壁があるため、父親の過去について詳しく説明を求められる可能性は低くなると考えた。実際、ＦＡは外国人と結婚し、海外で長く暮らしていた時期がある。

結婚をめぐる〈生き方の選択肢の制限〉で、ハンセン病家族の人々から多く語られるのは、やはり、被差別カテゴリーへの帰属の事実——自分の肉親がハンセン病患者であったこと——を、配偶者やその

15　二〇一六年八月三日、聞き取り。
16　二〇一六年八月三日、聞き取り。
17　二〇一七年八月二三日、聞き取り。

親族、やがて生まれた子どもたちに、長年にわたって明かさない（明かせない）できたという体験である。日常生活を共にする新しい家族（配偶者や子どもたち等）に、その事実を伏せ続けるのは、たんに〝言わないでおけばよい〟という簡単なものではけっしてなく、しばしば大変な労苦をともなう。

村田直子（甲A一号証「第5話」、原告番号七九番）は、兄が療養所入所者であることを、夫や子どもたちに長年明かさずにきた。兄は、彼女の自宅に連絡するときには常に偽名（園名）を使用し、彼女と兄妹関係にあることがわからないようにしていた。電話での会話は、夫や子どもたちに聞かれるおそれがあるため、他人行儀の言葉遣いを通した。結婚後は、療養所への面会はたった一度しか行けず、そのときも夫や子どもたちに嘘をつかなければならなかった。「地獄でした。結婚生活なんて楽しいと思わへんかった。いつバレるか心配で」。夫や子どもたちを「四十何年、騙していた」という彼女の言葉が印象的である。被差別カテゴリーへの帰属の事実を伏せ、その事実を隠すためのさまざまな労苦を重ねなければならないような情況は、ときに、マイノリティ当事者に、自己と周囲の人々との関係を〝偽りのもの〟として感じさせる。

同じような言葉は、「嘘の綱渡り」［宮里良子（甲A一号証「第2話」、原告番号五番）］、「逃亡者の心理」［林力（甲A一号証「第7話」、原告番号一番）］など、他のハンセン病家族の語りにもしばしばみることができる。そのような情況は、周囲の人々との関係だけでなく、ハンセン病であった肉親との関係にも大きな無理を強いられるものであることを、これらの事例は示している。

3　差別の影響(2)――帰属カテゴリーを本人が〝自覚していない〟場合

前節では、「ハンセン病患者の家族」に向けられた社会的な差別が、「家族」当事者にもたらす影響〈被害〉として、〈心理的負荷〉〈生き方の選択肢の制限〉があることを示した。これらは、その本人が、被差別カテゴリーへの帰属の事実、つまり〝自分の肉親がハンセン病であった〟ことを自覚している場合に生じるものである。

しかしながら「家族」の人々のなかには、〝自分の肉親がハンセン病であった〟という事実について長いあいだ知らなかったという人も少なからず存在している。たとえば原告番号三一八番は、本件訴訟の提訴があったあと、この訴訟の原告になる資格が自分にあると親族に知らされたことで、〝父親がハンセン病であった〟事実を初めて知ったという。このように本人が帰属カテゴリーを自覚していない場合に、社会的な差別は、「家族」の人々にどのような影響を与えているのだろうか。

ひとつ押さえておかなければならないのは、たとえ本人にその自覚はなくとも、客観的事実として〝肉親がハンセン病であった〟事実はあるのであり、自覚のあるなしにかかわらず、「家族」本人の身の上には、その事実に起因するような出来事がさまざま起こっているということだ。たとえば、〝その人の肉親はハンセン病であった〟という事実を周囲の人々は知っており、本人に明言しないまま、そのようなものとして本人を扱うといったようなことがある。あるいはまた、ハンセン病であった肉親が、

〝自分はハンセン病であった〟という事実を「家族」本人には伝えていないのだが、その肉親や他の家族の人々の日常のふるまいに、この事実が拭いがたく刻印されているといったようなことがある。そのような場合、〝自覚していない〟「家族」本人は、自分の身に起きている出来事の意味や、なぜそのようなことが起きるのかという出来事の理由が、わからないままとなる。ともすると、その事実を周囲の人々はみな知っており、本人のみが〈出来事の意味や理由がわからない〉ままに置かれるといったことも起こりうる。

具体例を示そう。前述した原告番号三一八番は、父親が療養所退所後に結婚、一般社会で生まれ育った「子」であった。〝肉親がハンセン病であった〟という自覚がつい最近までなかったケースであるが、その事実に起因するさまざまな出来事が、三一八番の身の上には生じていた。小学校低学年のとき、友達から「伝染病」と言われていじめを受け遊び相手がいなくなったこと、妹も同様の状況に置かれていたこと。中学生になっても周囲から避けられていたこと（本人に自覚はなくとも、周囲のほうは〝忌むべき病気〟にかかわる存在として三一八番を扱っていたのだ）。父親がタクシー運転手から素潜りの漁師に仕事を替えたため、一家の生活が苦しくなったこと。同じ頃から父親は出歩かなくなり、集落の人々とはいっさい交流しなかったこと（父親は手にハンセン病の後遺症があった。三一八番が生まれる前、乗客の「通報」により療養所に収容された過去があり、仕事の変更は接客業では噂が広がるおそれがあると考えてのことだったようである）。なにかの集まりに、父親に連れて行かれたことがあり、母親から厳しい口調で「誰にも言わんで」と言われたこと、その理由を母親に尋ねても答えてくれなかったこと。以来、父親の病気については理解がぼんやりとしたまま、誰にも言ってはならないことだと考えるようになったこと（その集まりはハンセン病に関するものであったが、子どもだった三一八番には集会の内容がわからなかった）。父親から抱っこなどのスキンシップをまったくされなかったこと、三一八番の妻が彼の父親に触れようとしたときに妻の手を払いのけたこと（父親はハンセン病をうつすのを恐れ、身体的接触を避けていた）。――なぜ自分と妹は友達から嫌われたのか、なぜ自分は「辛く寂しい思い」で過ごさなければならなかったのか。三一八番には、幼い頃からの理不尽な出来事の意味と理由が、長いあいだわからないままだった。

Ｋ（甲Ａ一号証「第3話」、原告番号四番）の語りは、まさに〈出来事の意味や理由がわからない〉状況の苦悩を訴えるものであった。Ｋは、三歳のときに父親がハンセン病療養所に収容され、母親は別の男性と再婚。親戚をたらい回しにされ、冷たい扱いを受けて育つ。Ｋには、父親がハンセン病にかかった事実は一切知らされず、長年「死んだ」と聞かされていた。子ども時代、親戚からは「なにしに来た」と言われ、目の前で襖を閉められるといった扱いを受けた。「あんたが遊びに来るとみんな嫌だった」「あんたが使った箸や茶碗は捨てた」などと、面と向かって言われた。しかし、なぜそのような扱いを受けるのか、誰も教えてくれなかった。「「なんで、わたしが来たらいかんと?」」って言ったら、「うーん、べつに」って……。〔いまから考えると〕やっぱり、〔ハンセン病患者の子どもで〕汚いっていうことでしょうね。それを言葉に出してくれればいいけど、言わないから、自分にすれば、なんのことかわからない」。Ｋが結婚すると報告したとき、母親はよい顔をせず「間違った子を産まんごとしたらいい」と言われた。「意味わかります？　わからないでしょう。遠まわしで、意味が全然わからない」。このような情況であったため、Kは〝人というのは怖い〟という感覚がずっとあったと述べている。

被差別カテゴリーへの帰属の事実を本人が自覚していない場合、このように〈出来事の意味や理由がわからない〉情況に置かれることになる。さらに、これに付随して、本人が〈「差別」への対処ができない〉といったことも生じてくる。

ひとつには、一定の確率で起こりうる排除・蔑視にたいして、本人が無防備なままだということだ。原告番号AA番とBB番の姉妹のケースは、まさにこれだ。姉妹の父親は、かつて療養所に通ってハンセン病の治療を受けた人だった。父親の病気はすでに治癒していたし、姉が生まれて間もなく、一家が元の居住地から遠く離れた地方へ引っ越していたこともあり、姉妹が生育する過程では、この問題に気づくことはなかった。姉妹は一〇代のときに、父親がハンセン病であった事実を母親から知らされたが、それがいまなお社会的な差別の対象であるとは考えていなかった（これもまた被差別カテゴリーへの帰属を自覚していない状態であるといえる）。姉妹はそれぞれ、結婚から数年後、ハンセン病の差別は過去のものだという認識のもと、なんの心配もなしに〝父親がハンセン病であった〟事実を夫に話すのだが、これにより、ふたりともが離婚に至ってしまったのである。「何気なく話した父のハンセン病の話で、まさかすぐに離婚することになるとは思いませんでした」（AA番）、「「お父さんがハンセン病だったんだ」……たったこの一言で、私は、幸せだった結婚生活を全て失いました。本当に些細なことから、大きな幸せが突然目の前からなくなったことは、あまりにショックであまりに悲しく、あまりにつらいことでした」（BB番）。

〈「差別」への対処ができない〉ということのもうひとつの含意として、すでに起きてしまった排除・蔑視について、それを社会的な問題として問題化することができない、といったことがある。このとき、「家族」の身の上に起きた理不尽な出来事は、本人に、個人的な事情によるもの、偶発的なもの（＝たまたま起きたこと）として把握され、「家族」の一人ひとりは孤立状態となる。他方、帰属カテゴリーの自覚は、そのような出来事を社会的な問題（差別問題）として把握する方向へと導き、当事者同士の共感的な連帯と社会変革の可能性を拓く。

たとえば前述の原告番号三一八番の場合、〝父親がハンセン病であった〟事実を親族から知らされたのを機に、三一八番と父親との関係は一変した。「父は、私と妻に、自分の病気のことを話しました。父の表情は、私には見えませんでしたが、父の声は緊張で震えていることがわかりました。父は、妻に対して、「恐くないかい？」と聞きました。妻が「恐くないよ」と言うと、父は、とてもうれしそうな顔をして喜んだとのことでした」「それまで、ほとんど話をすることの無かった父が、人が変わったように、色々と話をしてくれるようになったのです。（中略）私は、父の話を聞いて、これまで父と母が、ハンセン病が原因で、ひどい仕打ちを受けてきたこと、そして、そのことを家族に話せば、家族からも嫌われるという恐怖心から、家族にも隠し続けていたことを知りました。（中略）私自身も、小学校、中学校時代に周囲から嫌われ、寂しかったことや、父と本当の意味での親子の触れ合いをすることができなかった理由がようやくわかり、父の話を聞くたびに、胸がつぶれるような思いでいます」。さらにいえば、〝肉親がハンセン病であった〟という自覚は、他の、自分と同じ立場である「家族」当事者と出会うための最低限必要な条件でもある。三一八番は、〝父親がハンセン病であった〟事実を知らされたあと、全国各地から集まった本件訴訟の原告の一人となった。父親や自分の苦境の原因としてあった、社会問題としての「偏見差別の根絶」を求める言葉で、陳述書を結んでいる。

以上、本節では、〝肉親がハンセン病であった〟ことを本人が自覚していない場合に、差別が「家族」の人々に及ぼす影響（被害）として、〈出来事の意味や理由がわからない〉〈「差別」に対処できない〉ということを提示した。

本節の最後に、本人の自覚をめぐる問題に関連して、二点ほど指摘しておく。ひとつは、一般に、差別としての排除・蔑視（学校でのいじめ・村八分・就職差別や結婚差別など）がなされる場面では、当の本人に、被差別カテゴリーへの帰属の事実が明示されない場合も多くあるという点だ。排除・蔑視の理由は、そのような行為を行なう側、差別する側に共有されていさえすればよい。本人に理由は明示されないままでも、集団のなかでの排除・蔑視は遂行可能である。原告番号三一八番やKのケースはその典型事例である。

もうひとつは、「家族」本人が帰属カテゴリーを自覚していないのは、ハンセン病であった肉親やその他の家族が当該事実を本人に伝えていないためであるが、それもまた差別の影響によるものであるという点だ。そのような場合、ハンセン病であった肉親は、「家族」本人に〈心理的負荷〉を負わせまいとして、あるいは「家族」本人からも忌避されることを恐れて、当該事実を伏せておくのである。このとき、ハンセン病であった肉親は、自分の人生体験を「家族」に話せないことになる。これは前節で述べた〈生き方の選択肢の制限〉にあたるが、このようなことは、ハンセン病であった肉親と「家族」との人間関係の形成にとって大きな障壁となってしまう。

4　認識の四パターンと差別による影響

社会的な差別がハンセン病家族にもたらす影響（被害）について、ここまでに論じてきたことを図にまとめてみよう。

「家族」への差別の影響（被害）のありようは、当該カテゴリーへの帰属の事実が人々に認識されているのかどうかで、あらわれが大きく異なる。重要なのは、（1）〝その人の肉親がハンセン病であった〟という事実を周囲の人々が認識しているか否か、（2）〝自分の肉親がハンセン病であった〟という事実を本人が自覚しているか否か、の二点である。この二点を軸に、「家族」の人々が置かれた状況について、論理的に整理すると以下の四つのパターンが構成される。

パターンⅠ：周囲から認識されていないし、本人も自覚していない。
パターンⅡ：周囲から認識されているが、本人は自覚していない。
パターンⅢ：周囲から認識されていないが、本人は自覚している。

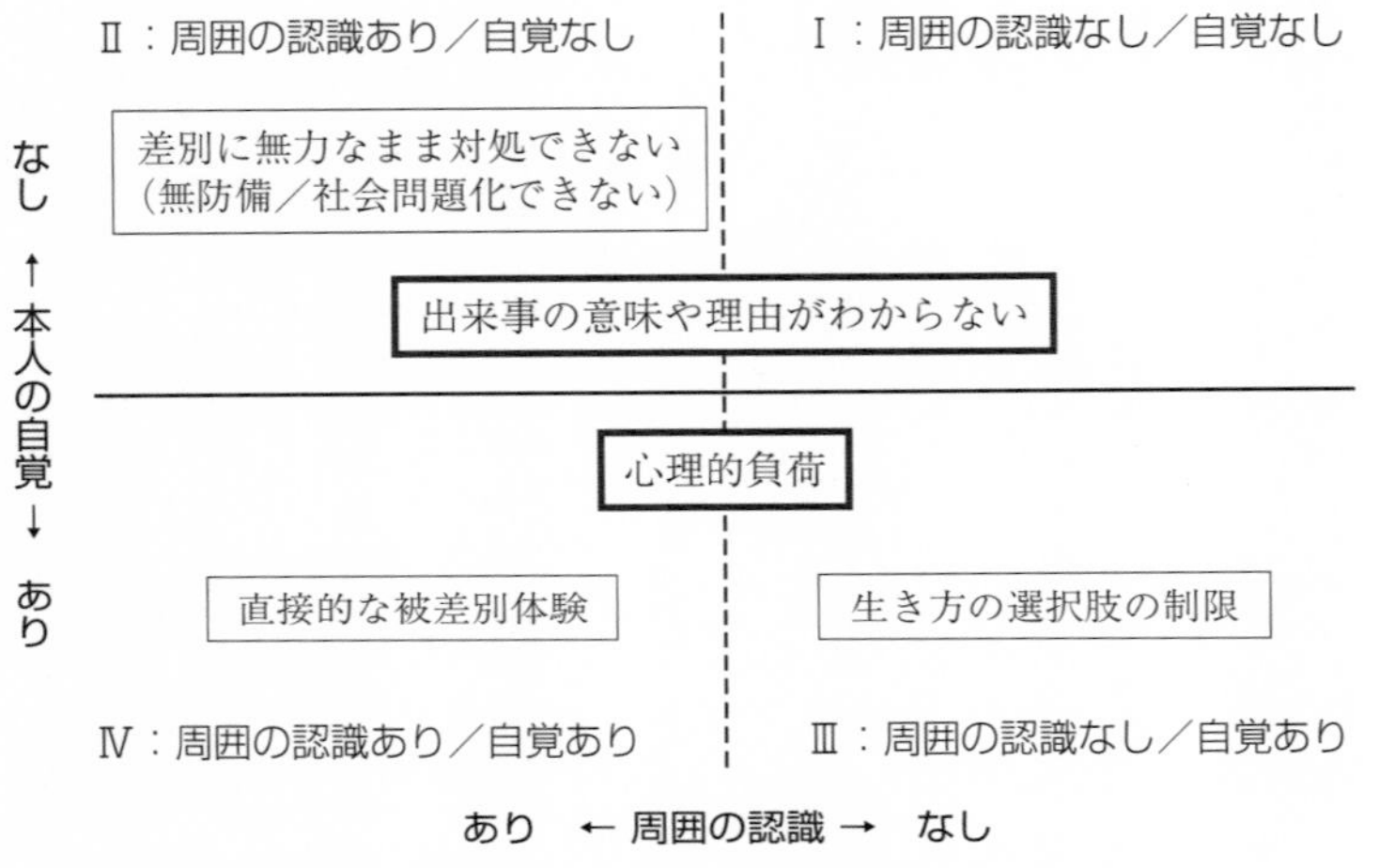

図1　認識の4パターンと差別による影響（暫定）

パターンⅣ：周囲から認識されているし、
本人も自覚している。

これを図式化したものに、前節までに提示した「家族」への差別の影響（被害）を書き込んだものが、図1「認識の四パターンと差別による影響（暫定）」である。

図1の説明をしよう。まず「本人の自覚」の軸でみると、「自覚なし」のパターンは上部に位置し（Ⅰ・Ⅱ）、「自覚あり」のパターンは下部に位置する（Ⅲ・Ⅳ）。「周囲の認識」の軸でみると、「周囲の認識なし」のパターンは右部に位置し（Ⅰ・Ⅲ）、「周囲の認識あり」のパターンは左部に位置する（Ⅱ・Ⅳ）。また、「本人の自覚」の軸は実線で区分されるのにたいし、「周囲の認識」の軸は破線で区分される。これは、「周囲の認識」がどうであるのかについては、「家族」本人には正確にはわからないことが多いというのが実際

のところであり、また「認識あり」と「認識なし」とは混在する状態が通常であるはずで、明確な線引きが難しいという意味で、破線が用いられている。

前節までに提示した「家族」本人への差別の影響（被害）は、次のように布置される。まず、「本人の自覚あり」のパターンⅢ・Ⅳには〈心理的負荷〉が入る。加えて、「周囲の認識なし／本人の自覚あり」のパターンⅢには〈生き方の選択肢の制限〉が、「周囲の認識あり／本人の自覚あり」のパターンⅣには〈被差別体験〉が入る。次に、「本人の自覚なし」のパターンⅠ・Ⅱには〈出来事の意味や理由がわからない〉が入る。加えて、「周囲の認識あり／本人の自覚なし」のパターンⅡには〈差別に対処できない〉が入る。

このように図式化すると、「周囲の認識なし／本人の自覚なし」のパターンⅠには、ここだけに布置するような差別の影響（被害）が、なにも入っていないのに気付く。このパターンは、被差別カテゴリーに帰属する事実を、周囲も認識していないし本人も自覚していないということである。前述したように、周囲の認識については「認識あり」と「認識なし」の明確な線引きは難しい。しかし、たとえば本人がごく幼い時期に養子に出され、あるいは施設に預けられるなどして、ハンセン病であった肉親から遠く離されて育った場合に、純粋な「周囲の認識なし」に近い状態というのがありうる。このようなかたちで、その人物が当該カテゴリーに帰属する事実を本人も含めて誰も知らないのであれば、たしかに一見、差別の影響（被害）は及んでいないようにみえる。

黄光男（甲Ａ一号証「第10話」、原告番号7番）は、人生の一時期が、ほぼこの「周囲の認識なし／本人の自覚なし」のパターンⅠの状態であったケースである。光男は、一歳のときに母親と次姉が療養所に収容され、本人は育児院に預けられた。二歳のときには父親と長姉が療養所に収容されてしまう。一家五人のうち末っ子である本人以外の全員が、療養所に入所したことになる。育児院では保母らが子どもたちの面倒をよくみており、そこでの暮らしは光男にとって楽しいものだった（この育児院にいた八年間が、「周囲の認識なし／本人の自覚なし」の時期にあたる）。九歳のとき、両親と姉たちが療養所を退所し、再会。しかし、それまで両親や姉たちとは会った記憶がまったくなく、再会した当初、光男には「誰が誰かわからない」状態であった。育児院で育ったため、そもそも光男には「親」「きょうだい」「家族」という感覚そのものがわからなかった。再び一家五人で暮らすようになり、光男は、〝初めて会った家族〟とのあいだで親子・姉弟としての関係をつくろうと努力する。しかし、物心つくまえから長期にわたり引き離されたことで生じた空白は埋まりきらず、「真の親子・姉弟の関係ではない」という感覚が現在まで拭えないでいる。〝肉親がハンセン病であった〟事実を知ったのは小学校高学年の頃で、以来、他人には話せない秘密を抱え続けることになる（ここから「周囲の認識なし／本人の自覚あり」の時期となり、彼の人生体験に〈心理的負荷〉〈生き方の選択肢の制限〉があらわれる）。――提訴前の一時期、光男は「自分には「家族」としての被害はない」と考えていた。隔離政策により両親や姉たちから引き離されても、悲しいとか寂しいといった感情が皆無だったからだ。しかしながら、いまでは、そのような感情が自分に生じなかったのは、家族としての関係性が根こそぎにされてしまったためであり、それこそが自分にとっての被害であったと考えるようになった。

ＬＭ（原告番号ＹＹ番）も、人生の一時期、「周囲の認識なし／本人の自覚なし」のパターンⅠに近い状態であったケースといえるだろう。ＬＭは、父親が療養所を退所したあと一般社会で結婚し、生まれた「子」だ。すでに故人である父親は、生前、妻（ＬＭの母親）にもＬＭにも〝自分がハンセン病であった〟事実を完全に秘匿していた（父親が亡くなるまでの二十数年間が、ＬＭの人生における「周囲の認識なし／本人の自覚なし」の期間にあたる）。幼い頃、父親はあまり抱っこなどをしてくれず、ＬＭにとって〝距離のある存在〟だった。また父親は、体調が悪くてもなかなか病院に行こうとせず、友達づきあいがあまりなかったり、高校時代のことを尋ねると押し黙ったりした（ＬＭにとっては〈出来事の意味や理由がわからない〉状況だった）。父親の死後、あるきっかけで、ＬＭと母親は〝父親がハンセン病であった〟事実を知る。これによりＬＭは、生前の父親のふるまいを理解することができた。一方で、その事実はＬＭにとって世界の見え方が一変するほど大きな衝撃を与えるものであり、以後、〝自分は結婚できない〟と思うようになる（このあたりから「周囲の認識なし／本人の自覚あり」の時期となり、ＬＭの人生体験に〈心理的負荷〉〈生き方の選択肢の制限〉があらわれることになる）。――ＬＭの父親にたいする心情は、大きく取り乱したものとなっている。〝なぜ父は、自分と母に隠していたのか。どうせ隠すなら、最後まで知らずに済むようにしてほしかった〟〝なぜ父は、病気なのに結婚したのか。自分がその立場であれば結婚はしないだろう。それで自分が生まれてこなかったのなら、それでもよかった〟等。事実を知ったのが父親の死後であったため、ＬＭは、そのような疑問と憤りを父親にぶつけることすら叶わなかった。〝肉親がハンセン病であった〟事実の重みと、〝そのように重大な事実を父親は死ぬまで自分と母に隠していた〟ことの両方に、ＬＭの憤りはある。

以上にみた黄光男とＬＭの事例から、「周囲の認識なし／本人の自覚なし」の状態に置かれた「家族」の被害とはどのようなものであるか、検討してみよう。

「家族」本人が、「周囲の認識なし／本人の自覚なし」の状態にあるということは、隔離政策により肉親から物理的に引き離されて育つとか（黄光男のケース）、差別の存在を背景に肉親の来歴を徹底して隠されて育つとかの事情により（ＬＭのケース）、〝肉親がハンセン病であった〟歴史性をその身にまったく帯びずにいるということである。「周囲の認識なし／本人の自覚なし」の状態は、その意味において、病気だった肉親との関係が毀損されている状態である。しかも、「周囲の認識なし／本人の自覚なし」の状態のままであったなら、それが歴史性を剥奪された状態であるがゆえに、本人には、〝肉親との関係が毀損されている〟という被害の自覚さえも生じえない。

黄光男は、たまたま両親と姉たちが療養所を退所し再会でき、関係回復の道につくことができたからこそ、〝肉親がハンセン病であった〟という自覚を得、「家族としての関係性が根こそぎにされた」という被害の認識に至ったのであった。もし、両親と姉たちが療養所に入所したままで再会できず、本人がそのまま育児院で育っていたなら、両親や姉たちとの家族としての関係性の剥奪は完遂し、〝肉親がハンセン病であった〟自覚も生じず、被害の認識もなかっただろう。

またＬＭは、父親の死後、たまたま〝父親がハンセン病であった〟事実を知ることができ、これにより生前の父親のふるまいが理解可能なものとなった。子どもの頃から療養所に入所していた父親は、

〝通常の親子の関係〟がどのようなものであるのかを知らず、ＬＭとのあいだで〝距離のある〟親子関係にならざるをえなかったのだ。他方、〝父親がハンセン病であった〟事実の自覚は、〝この重要な事実を父親は死ぬまで自分に隠していた〟という憤りを生じさせた。もしＬＭが、〝父親がハンセン病であった〟自覚を得ることがなければ、「ハンセン病家族」としての歴史性の剥奪は完遂し、生前の父親のふるまいは理解不能なままであっただろう。〝父親は亡くなるまで、この重要な事実を自分に隠さざるをえなかった〟という、差別による被害の自覚もありえなかった。

以上の検討から、「周囲の認識なし／本人の自覚なし」のパターンⅠにおける差別による影響（被害）として、〈歴史性の剥奪〉があるということができる。これは、ハンセン病であった肉親と「家族」との関係の毀損(18)として現象するものであった。〈歴史性の剥奪〉が完遂したとき、その本人には「ハンセン病家族」であるという自覚はなく、肉親との関係を毀損され歴史性を剥奪されたという被害の自覚もない。そのこと自体が被害であるというのが、本意見書の立場である(19)。

認識の四パターンの図式に、あらたにこれを書き入れたものが、図２「認識の四パターンと差別によ

18　本意見書では詳述できないが、隔離と差別を背景に生じた〝肉親との関係の毀損〟には、さまざまな内実のものがある。（1）歴史性の剥奪、（2）年長の肉親による愛情と保護が得られなかったこと、（3）良好な関係を築けなかったこと（感染への恐怖／差別を避けるための「生き方の選択肢の制限」／自分の苦境の〝原因〟として肉親を嫌い憎み遠ざける）等。また関係性の毀損は、「家族」とハンセン病であった肉親のあいだで起きただけでなく、ひとまとまりの親族の「家族」同士でも生じるものであった。

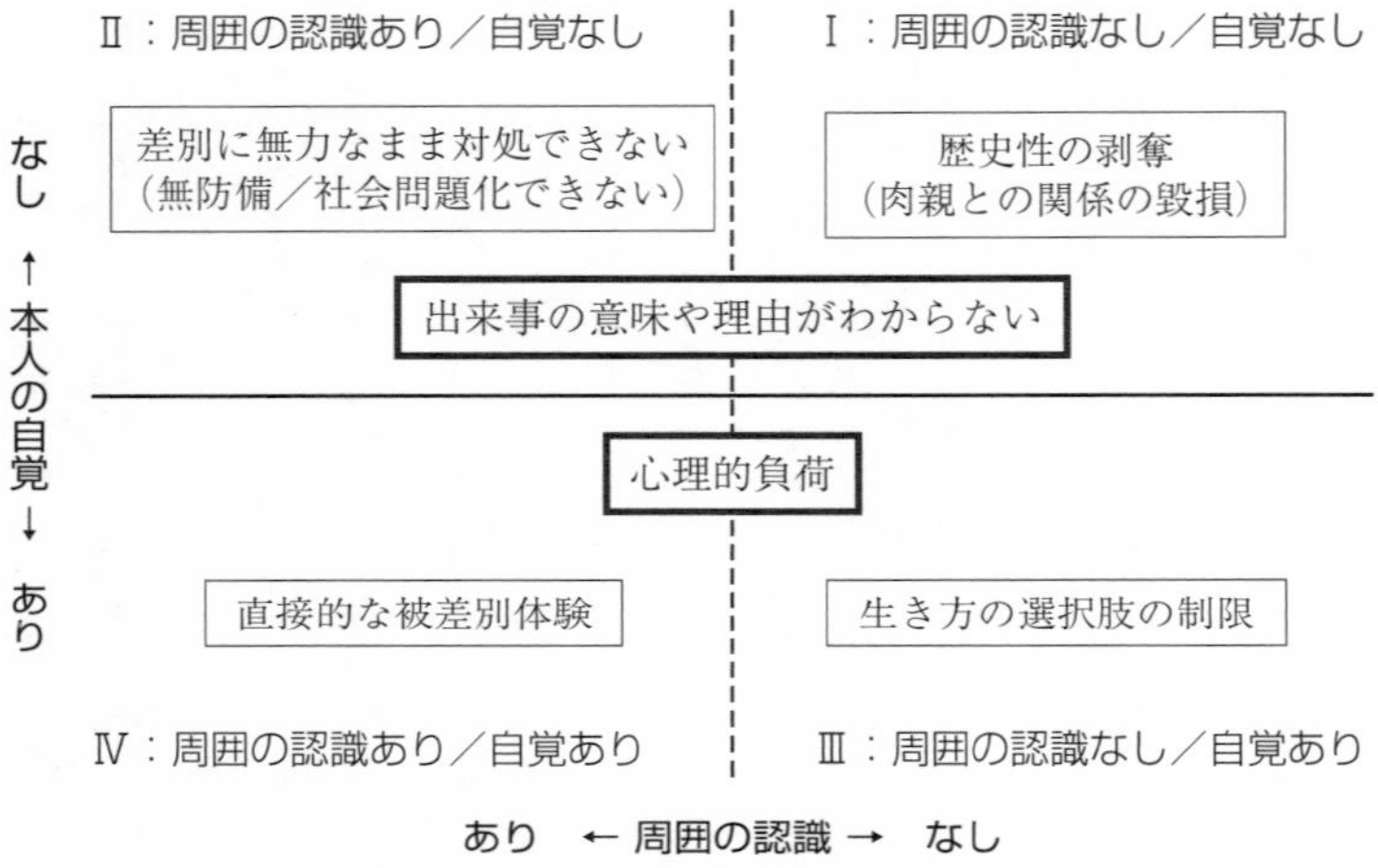

図2　認識の4パターンと差別による影響（修正）

る影響（修正）」だ。

なお、この四パターンは、「家族」の人々が置かれた状況を理念的に整序したものであって、「家族」の諸個人を分類するものではない点に注意されたい。具体的な「家族」の一人ひとりは、この四パターンの状況を、それぞれの人生の過程で移行するのが普通である。たとえば黄光男（甲Ａ一号証「第10話」、原告番号七番）とＬＭ（原告番号ＹＹ番）はⅠ→Ⅲのように移行したし、Ｋ（甲Ａ一号証「第3話」、原告番号四番）はⅡ→Ⅳのように移行した。村田直子（甲Ａ一号証「第5話」、原告番号七九番）はⅣ→Ⅲのように移行している。

さらにいえば、「周囲の認識」の軸は明確に線引きできるものではないため、これを挟んで隣り合うパターン同士（Ⅰ・Ⅱ、およびⅢ・Ⅳ）は、現実には、ふたつながら並行して生きられている場合も多い。パターンⅠ・Ⅱが並行する状況というのは、たとえば、実際には周囲にいる人から排除・蔑視をされているのに、「家族」本人がそれに気付いていない、といったことである。また、パターンⅢ・Ⅳが並行する状況というのは、たとえば、自分の帰属カテゴリーを

---

19 念のため述べておくが、本意見書は、ハンセン病であった人と血縁関係がある者にはすべてその事実が自覚されるべきだ、という主張をしているわけではない。国の政策や社会的な差別によって、「家族」の人々の身の上に、肉親との関係の毀損・歴史性の剥奪が生じるのは不当なことだという主張である。

なお、隔離政策と社会的な差別を背景とした〈歴史性の剥奪〉の完遂は、ハンセン病であった人の〝孫・姪・甥〟の身の上に多く生じただろうと推測できる。療養所入所者たちからの聞き取りでは、「自分が入所してから長い時間が経った。故郷の家族に新しく生まれた世代である甥や姪たちには、自分のことはなにも知らされていない。自分はそもそも存在しないことになっている」といったことがしばしば語られている。このような状況は、ハンセン病であった人々はもちろん、〝知らされない〟孫・姪・甥にとっても〈歴史性の剥奪〉という被害なのである。――二〇一二年度「ハンセン病市民学会」全国集会の「家族部会」で、参加者が車座になって語り合ったとき、初参加の女性が次のような体験を語った。「自分のオジは入所者だったが、自分はその事実を最近まで知らなかった。ただ、自分の母親が毎晩、寝る前に仏壇に向かって「〇〇、おやすみなさい」と知らない人の名前を言っているのを、ずっと不思議に思っていた。最近になって、入所者のオジの存在を知らされ、ある雑誌に掲載されたオジの文章を読んだ。そこには孤独が綴られていた。わたしが事実を知ったとき、オジはすでに亡くなっていた。もっと前に知っていれば、わたしは療養所からさほど遠くないところに住んでいるし、頻繁に訪ねて介護などもできたのに。孤独にさせることもなかったのに」。そう言って涙をこぼしたこの女性の身に起きていたのも、〝肉親との関係の毀損〟であり、〈歴史性の剥奪〉という事態であった。

周囲に伏せ続けている人が、その事実を特定の相手に打ちあけたところ、直接的な排除・蔑視にあってしまうといったことである。後者の例としては、宮里良子（甲A一号証「第2話」、原告番号五番）が若き日、職場では〝両親がハンセン病であった〟事実を伏せ続けていた時期に、その事実を恋人に打ちあけ、結婚差別にあったという事例がある。

筆を擱く前に、最後に二点ほど補足しておきたい。

（1）この四パターン図式は、帰属カテゴリーの事実をめぐる人々の認識に重点を置きつつ、「家族」の人々が置かれうる状況を網羅的に示したものである。差別による影響（被害）をみると、四パターンはそれぞれに深刻であり、被害の軽重を比較するのは厳に慎むべきものであることがわかる。

（2）この図式には表現されていないが、「家族」の人々の差別への抵抗の契機と、社会変革の可能性は、被差別の当事者同士が語り合うこと、「ハンセン病であった人々」および「ハンセン病家族」の側から見た歴史を知ることのうちにある。ハンセン病家族の人々の体験の記録は、このことをも示すものであった(20)。

20　たとえば、子どもの頃、父親がみずからの手の後遺症を示しながら〝ハンセン病は怖くない〟と自分や自分の友達に繰り返し語りかけて説明し、そのことが自分を助けたというOM（原告番号一八八番）。また、幼い頃から両親に連れられて頻繁に療養所を訪ね、父親のかつての療友（「おじちゃん」）との親交を重ねてきたというFA（原告番号六九番）。FAにとって「おじちゃん」は愛着のある存在であり、後遺症の重い姿はなにも問題にならなかった。さらには、最初のハンセン病国賠訴訟（熊本地裁一九九八年提訴、二〇〇一年原告勝訴判決）をきっかけに、ハンセン病であった肉親の来歴をあらためて知り、自分と同じ「家族」の人々と初めて出会うことができ、力づけられたと語る「れんげ草の会」の人々もいる［奥晴海（甲A一号証「第1話」、原告番号九番）、宮里良子（甲A一号証「第2話」、原告番号五番）、K（甲A一号証「第3話」、原告番号四番）、中村秀子（甲A一号証「第5話」、原告番号三番）ほか］。

2

証拠論

■ハンセン病家族訴訟「証人尋問」

黒坂愛衣

二〇一七年一二月四日、午後二時から、熊本地方裁判所一〇一号法廷で、専門家証人としての黒坂愛衣にたいする尋問が行なわれた。ハンセン病家族訴訟は二〇一六年一〇月一四日に第一回口頭弁論が始まったが、この第七回期日にしてやっと、待望の「証拠調べ」に入ったのだ。

以下は、裁判所書記官が作成した「反訳書」の再録であるが、聞き取り調査を重ね、音声おこしに熟達したわたしたちからすると、不満が残る。たとえば、「ハンセン病療養所附属保育所」とすべきところが「ハンセン病療養所、附属保育所」となってしまっている。これでは意味が違ってしまう。また、「不当」とすべきが「不等」、「共用」とすべきが「供用」、「家族成員」とすべきが「家族支援」、「物理的な引き離し」とすべきが「物理的な話」、「らい予防法」とすべきが「癩予防法」、「当事者」とすべきが「当時者」、「態様」とすべきが「対応」、「入所者の子、退所者の子」とすべきが「入所者の項、退所者の項」、「社会学的」とすべきが「社外学的」、「退所」とすべきが「対処」、「計る」とすべきが「図る」、「差別への抵抗の契機」とすべきが「差別や抵抗の契機」、「負の価値付け」とすべきが「その価値付け」となっている、等々。あるいは、黒坂が「意見書」で用いていた表記法――〈心理的負荷〉とか〈生き方の選択肢の制限〉といったカッコ記号の使用――は採用されていない。やはり、専門家証人としての証言の真意を伝えにくくしている。ということで、必要最小限の編集上の修正を加えた。なお、〔 〕内は、意味を明確にするための補足。読みやすさを考え、適宜、見出しを加えた。また、単なる〝記録〟というよりも、新たな読者にむけての〝表現〟ということで、一部、著者による手を加えたところもあることをお断りしておく。たとえば、黒坂が証言のなかで原告の「黄光男《ファングァンナム》」の名前を出したところ、遠藤浩太郎裁判長が、〝えっ、この裁判は匿名裁判でやるんじゃないの。名前を出してしまって大丈夫なの〟という感じで、証言を遮《さえぎ》る一場面があったけれども、「反訳書」ではそのような場面は収録されていない。臨場感を大事にするために、そのような場面をメモと記憶に基づいて再現した。

裁判長遠藤浩太郎　それでは、黒坂さん、お見えですかね。宣誓していただきますので、みなさんご起立ください。

黒坂愛衣　宣誓。良心に従って、真実を述べ、何事も隠さず、偽りを述べないことを誓います。黒坂愛衣。

遠藤裁判長　それでは、黒坂先生にこれからお話をお訊《き》きしますけども、いま、宣誓していただきましたので、記憶と違うことは話さないようにお願いします。偽証罪がございますので、記憶しているとおりにお話しください。

1　主尋問

原告ら代理人大槻倫子　では、原告ら代理人の大槻からお伺いします。

証人は、社会学者として、ハンセン病問題、部落問題など、日本の社会問題、差別問題をこれまで研究してこられましたね？

黒坂　はい。

大槻代理人　ハンセン病回復者、家族の方からの聞き取りは、これまで何名ほどされてこられましたか？

黒坂　回復者、家族の方々を合わせて、三五〇名を超える方々からお話を伺っています。

大槻代理人　今回の家族訴訟の提訴後も、原告になった方々からの聞き取りを重ねられて、また、〔原告たちの〕陳述書についても意見書の提出後もさらに多くを読み込んでこられましたね？

黒坂　はい。

（1）国の隔離政策による三つの被害

大槻代理人　そのようなご経験を踏まえ、以下、ご証言いただきたいと思います。
　まず、国の隔離政策によるハンセン病家族の被害について、特徴的なものをいくつか挙げるとすれば、どのような点が挙げられますか？

黒坂　まず、ここでは三つお話したいと思います。一つは、優生政策のもとで行なわれた堕胎。そして、療養所附属保育所への入所収容。そして、隔離政策が進められるにあたって、この病気は怖い病気だと、その差別が煽られてしまった。それが家族にたいしても及んだ。この三つを挙げたいと思います。

①　優生政策の被害

大槻代理人　まず第一に、堕胎の問題を挙げられました。原告のなかにもその影響を受けている人たちがいますでしょうか？

黒坂　はい。まずですね、原告のご本人さんが、母親の胎内にまだいる段階で、危うく自分がこの堕胎の被害に遭うところだった、危うく自分はこの世に生まれないところであった、自分は生まれる前からこのような被害に遭っていたということをお話しくださっている方々がいらっしゃいます。

そして、自分のきょうだいが、この堕胎によって命を奪われた、この世に生まれることができなかった。そういうふうな被害をおっしゃっている方々、いらっしゃいます。

大槻代理人　堕胎の対象とされたということは、原告らハンセン病家族にとってどのような影響があるとお考えでしょうか？

黒坂　これは、優生保護法です。この法律に基づいて行なわれたものですけれども、この法律の第一条、その目的が書かれています。「不良な子孫の出生《しゅっしょう》を防ぐ」。そして、ハンセン病は、このまさに対象とされた病の一つだったわけです。つまり、ハンセン病〔患者〕の子ども、これは日本社会に存在してはいけない、生まれてはいけない。そのような位置づけをされた。そのもとで堕胎をされてきた。そして、実際に多くの命が、この堕胎によって生まれることができなかった。そういうたくさんの命があります。

② 附属保育所への収容被害

大槻代理人　二点目に挙げられた、保育所に収容されたことの影響は、どのように捉えられますか？

黒坂　まず、親御さんが、このハンセン病に罹って、療養所に隔離された、収容された。そのように養育条件を奪われたことによって、療養所附属保育所に子どもが収容された、入れられた。そのような前提があります。そして、これは、療養所によって、保育所によって、濃淡はありますけれども、まさに「未感染児童」として、その子どもが、これから発症する恐れがある、その恐れが高い存在として監視される。そのようなかたちがあった療養所もあります。

そして、この附属保育所に入れられる、これはハンセン病療養所附属保育所ですから、療養所と同じく、外の社会に行けば、差別される対象ですよね。隠さなければならない。自分がそのような経歴を持っているということは、隠さなければならない。社会に出たときに、自分の過去を胸に秘めて、蓋をして、秘密にして、そのように生きざるをえなかった。そういう方々がいらっしゃいます。

大槻代理人　そのように保育所に収容されて生活をするということは、収容された本人と病気になった親御さんとの関係、もしくは、本人の心理面には、どのような影響を与えたでしょうか？

黒坂　これは、療養所附属保育所とは言っても、療養所の中の入所している方々と暮らしている区域が別だったんですね。厳しく分けられていました。会いに行くのも、自由に行けたわけではありません。決められた日に一斉面会のかたちでですね、ある園では、金網越しの面会であった。あるいはある園では、離れた距離で会うことをせざるをえなかった。物のやりとりはしてはいけない。そういう厳しい面会の規則があった。そして、療養所から帰るときには、消毒をしなさい。毎回こういうことがあったために、ああ、わたしの親というのは、なにか怖い病気に罹っているんだ、大変な病気に罹っているんだ、そういう認識を深くしていったという方々がいらっしゃいます。

大槻代理人　また、保育所から地域の学校に通うという場合があったと思いますが、いじめの対象になるようなこともあったんでしょうか？

黒坂　はい、そうなんですね。その療養所附属保育所から地域の小学校に通っている場合、この、ハンセン病療養所から通っている子どもだということは、もう、知られきっていたんですね。そして、「バイ菌」「うつる」「近寄るな」、そういったかたちで激しい、厳しい、つらいいじめを受けた。そのことを学校の先生に訴えても、「それは事実でしょ」「あなたがそういう病気の患者の子どもだというのは、事実でしょ」と、冷たく言われて、味方をしてくれなかった。そういうことを訴えた、話をしてくれた家族の方、いらっしゃいます。

③ 偏見差別の被害

大槻代理人　三点目に挙げられた差別については、国の隔離政策によって、ハンセン病患者のみならず、家族にも差別が及んだということですかね？

黒坂　この隔離政策は、ハンセン病について隔離を進めるために、〝大変、これは怖い病気だ〟〝それは隔離が必要な病気だ〟ということをひじょうに市井の人々に知らしめたわけですから、それは当然、その家族の人たちにも及ぶ。そういうこともあったというふうに言うことができると思います。

大槻代理人　国による入所勧奨や強制収容、消毒といったものは、この家族にたいする差別にどのように影響しましたか？

黒坂　このことは、家族の方々の体験にたびたび出てきます。自分の肉親がハンセン病になったことで、入所勧奨が来る。あるいは、なにか目立つかたちで強制収容されていく。そして、とりわけこれがよく出てきますけれども、消毒です。自分の自宅がひじょうに真っ白になるまで消毒をされた。ある方は、自分の住んでいた家のまわりをぐるっと綱で囲まれて、立入禁止の札を下げられて、ほんとに真っ白になるまで消毒をされた。これによって、あらためてですね、地域の人たちに、〝ああ、こんなになるまでされるんだ。それぐらい恐ろしい病気なんだ。そして、この家はそういう家なんだ〟ということを印象づけられた。その消毒があった後、それまではなんとか地域のなかで暮らすことができていたんだけれども、消毒の後は、そこには居ることができなかった。夜逃げのようなかたちで別の町にお母さんと行かざるをえなかった。そういう消毒の大変さということを語る家族の方々はたくさんいらっしゃいます。

大槻代理人　いま、消毒等をされることによって、〝このような家なんだ〟と思われるようになったという証言がございましたけれども、その患者を出した家というようなことを表現する言葉というのがありますでしょうか？

黒坂　これは「癩患家《らいかんか》」という言葉があります。

大槻代理人　らい患者を出した家、ということですね。

黒坂　はい。

（2）《社会的マイノリティとしてのカテゴリーへの帰属》とは

大槻代理人　いま、ご証言をいただいた三つの特徴を踏まえて、これから社会的差別の問題について具体的にお訊きしていきます。まず、社会的差別とはどのように定義されるものでしょうか？

黒坂　《社会的マイノリティとしてのカテゴリーへの帰属》を理由とした排除あるいは蔑視、ということになります。

大槻代理人　社会的マイノリティとしてのカテゴリーに帰属させられるということは、具体的にどのようなことを意味するのでしょうか？

黒坂　これは、個人的な好き嫌いとはまったく異なるものなんですね。個人的な好き嫌いであれば、相手のことがよくわかって、この人とは相性があうなあ、この人とはちょっと相性があわないなあ、なんていうことのなかで、関係を遠ざけるということが起きる。ところが、この差別、社会的マイノリティとしてのカテゴリーに帰属させられて、それによって排除が起こるというのは、違うんです。

たとえば、それまでの人間関係のなかでは、ひじょうにうまくやっていた、仲良くやっていたんだけれども、ある段階で、その相手がそのカテゴリーに帰属しているということがわかった。そこから、もう、排除が起こる。遠ざけが起こる。そういうことがあります。あるいは、相手のことをまったく知らなくても、それまで会ったことがない、そういう相手でも、これはよく結婚差別なんかにですね、親御さんが子どもの付き合っている相手とか、結婚したいなと思っている相手にたいして、よくしばしば起こってしまうことですけれども、まだ会ったことがないのに、子どもの付き合っている相手がそのカテゴリーに帰属しているという、たったそれだけのことで、〝そんなのとは、付き合ってはいけない〟、あるいは〝結婚なんてけしからん〟〝許さない〟。そういうことが起こる。これが大きな違い。これが〔社会的〕差別です。

大槻代理人　日本社会においては、いまおっしゃった社会的マイノリティとしてのカテゴリーには、どのようなものが挙げられますか？

黒坂　被差別部落の出身者、在日韓国・朝鮮人、あるいは障害者、そして、この問題のハンセン病患者そしてその家族、ということが挙げることができると思います。

大槻代理人　憲法十四条に「すべて国民は、法の下に平等であつて、人種、信条、性別、社会的身分又は門地により、〔政治的、経済的又は社会的関係において〕差別されない」という条文があります。証人の言われたカテゴリーというのは、このような憲法十四条に列記されているものと同様のものというふうにお聞きしてよろしいでしょうか？

黒坂　はい、わたしはそう思います。

大槻代理人　証人の意見書には、社会的マイノリティとしてのカテゴリーの特徴として、非対称な関係がある、という指摘がされています。この言葉の意味をご説明いただけますか？

黒坂　そのカテゴリーに帰属させられている人々とそうではない人々とのあいだに、力関係の非対称性がある。対等ではない、ということがあるということです。これ、またよくわかる場面というのは、結婚の場面なんですね。たとえば、〝じつは、わたしは被差別部落の出身なんだけれども、結婚を許してもらえるでしょうか。それでも結婚してくれますか〟〝じつは、わたしは在日朝鮮人なんだけれども、結婚を許してくれるでしょうか〟。こういったことが言われることがあります。これがやはり、社会的にそれが排除の対象となっているからこそ成立している言い方なわけなんですけれども、このことが言われた場面で、聞いている人にも意味が通じるということなんです。ところが、反対のことは言われることがありません。〝じつは、自分は部落の出身ではないんだけど、結婚してくれますか〟とか、〝じつは、自分は障害者ではないんだけど、結婚してくれますか〟なんてことは、けっして言われることはないですし、仮に言われたとしても、意味が通じないわけです、何を言っているのか。そういう意味で非対称性がある。こちらの側は、マイノリティの側は、その存在の受容を求める、それを許してくださいということを求める側。片方で、そうではない側というのは、そこで拒絶が起こるにせよ、あるいは、受け入れますよというふうになるにせよ、それを決める側なんですね。そういう意味で、力関係の非対称性がある。対等ではない。そういうことが、ここ〔結婚の場面〕は、ひじょうによく見える場面です。

大槻代理人　現実には、たとえば、そういう結婚の場面で、拒絶されずに受容される、差別が起きなかったというケースもあると思うんですけれども、そのような場合は、問題がないということになるのでしょうか?

黒坂　いいえ、違います。〝いいですよ。じゃ、結婚しましょう〟〝大丈夫ですよ〟と言われたから、メデタシメデタシという話ではないんですね。そもそも、そのような自分が、たとえば被差別部落の出身であるからということで、許しを求めなければいけない、そういう位置にある、そのこと自体が不当である。この非対称性そのものが、不当だということです。

大槻代理人　社会的マイノリティとしてのカテゴリーに帰属させられることで、当事者の自己評価にはなにか影響がありますか?

黒坂　要するに、そういう排除とか侮蔑というものがなされて当然な存在だという、なにか、負の価値付け、マイナスの価値付けが、この社会的マイノリティとしてのカテゴリーには意味付与がされていますから、そのことが、ご本人たちにも及んでしまっているケースというのは、少なくありません。ご本人たち自身が〝自分はこんなふうに排除をされてもしょうがない存在なんだ〟〝自分はこんな目に遭ってもしょうがない〟。そういう、なにか自己否定であったり、なにか負い目であったり、〝自分は人々と対等でない存在だよね〟ということを自分自身が思ってしまう。こういう重大なことが起きてしまうということが珍しくありません。

大槻代理人　本件の原告たち、ハンセン病患者の家族も、この社会的マイノリティとしてのカテゴリーに位置づけられるということですね？

黒坂　はい、そうです。

大槻代理人　証人の意見書では、ハンセン病の家族の人たちが、実際に、さまざまな局面で差別の対象とされてきたことが、具体的に述べられていますね。

黒坂　はい。

大槻代理人　具体例はまた後ほどご証言いただきますけれども、ハンセン病家族にたいする社会的差別は、今現在もなお、存在すると伺ってよろしいでしょうか？

黒坂　はい。これは、わたしも、この裁判が起きてから初めて、ここまでだったのかというふうに思いましたけれども、ほんとうにわたしと同じ世代の四〇代の人、あるいはもっと若い三〇代の人が、結婚差別に遭っている。今現在もそれは起きている。しかも、この差別があるということは、そういう行為をする人がいるよというだけの問題じゃないんですね。それに同調する人、傍観をしている人、これは大した問題じゃないと見過ごす人たちが、じつは、これを支えています。もし排除の行為があったときに、「それはおかしいんじゃない！」と誰かが言えば、それは成立しないわけです。やはり、支えている人たちがいます。傍観している人。同調している人。この人たちがいるからこそ、このような排除が成り立つ。ここを見逃してはいけないと思います。

（3）立場を自覚している場合の被害――〈心理的負荷〉と〈人生の選択肢の制限〉

大槻代理人　では、ハンセン病家族がこのように社会的差別を受ける立場に置かれているということを、まず、本人が自覚している場合について伺っていきます。本人が自覚がある場合、生きていく上でどのような影響を及ぼすのか、意見書では二つのキーワードが挙げられていますが、まずその二つのキーワード、ご指摘いただけますでしょうか？

黒坂　一つは〈心理的負荷〉。もう一つが〈人生の選択肢の制限〉です。

大槻代理人　本人が直接の差別経験、差別された経験を有する場合、社会的差別を受ける立場に置かれていることは、どのような〈心理的負荷〉になるのでしょうか？

黒坂　これは、大きな痛手というふうになると思います。わたしたちは通常、自分の周囲の人たちとの人間関係を、もっと広げていくとか、あるいはより深めていく、こういうことをするなかで、自分のチャンスを得ていったり、あるいは広げること、深めること自体が、自分の人生の喜びだったりするわけです。ところが、この差別は、それを奪ってしまう。人と人との関係を奪ってしまう。そういうものです。

そして、一度このような被差別体験を受けてしまうと、それがカテゴリーに由来するもの、それを理由にしてなされるものであるために、これは別の場面でも起きうる。別の場所に行っても、別の人たちとの間でも、もしかして自分にまた同じことが起きるかもしれない。そういうものとして感得される。そういうものである。それこそが、その人にとってひじょうに重たい〈心理的負荷〉になる。そういうことです。

大槻代理人　そのような〈心理的負荷〉が〈人生の選択肢の制限〉にもつながっていくのでしょうか？

黒坂　はい、そうですね。ほんとうに、これは、たくさんの人たちがおっしゃっていることですけれども、わたしたちは友達付き合いなんかするときに、〝自分の家族って、こうなんだよ〟〝お父さん、こういう仕事をしてるよ〟なんていう雑談、よくやるわけですよ。小さい頃から日常の会話のなかでやるわけですけれども、この人たちは、差別を回避するために、排除されること、侮蔑されることを回避するために、家族の話、これはしてはいけない。〔ハンセン病になった〕自分の家族のことは、もう死んだことにするんですね。家族の話は一切できない。しない。そういうふうに心に決める。そうすることによって、友達との距離ができてしまう。あるいは、そもそも、自分はそういう話はできないんだから、自分は親しい友達は作らない。そういうことを小さいときに心に決めたとかですね。あるいは、そういう、話ができないことを持っているから、自分は結婚しない。そういうふうに自分が、もう若いうちに心に決めた。そういう方々、いらっしゃいます。あるいは就職でも、仕事を探すにあたって、大きい会社に行けば、面接の時に、もしかして家族のことを聞かれるかもしれないし、履歴書でいろいろ書かなくちゃいけない。それはちょっと自分にとっては厳しい。だから、大きいところは受けない。そういうふうに、自ら自分の人生の選択肢を制限する。そういうことが起きています。

大槻代理人　本人に自覚があるけれども、直接に差別をされた経験がないという場合には、いまおっしゃった、隠して生きるという〈心理的負荷〉や〈人生の選択肢の制限〉というものは生じないのでしょうか？

黒坂　そういうことではありません。自分と同じ立場の人が、なにか差別に遭うということがあったとき、たとえば、自分のきょうだいが結婚差別に遭ったときには、〝あっ、これは自分にも起こりうる〟〝これは言ってはいけないことだ〟。もう、そういうふうに感得される。あるいは、こういうこともおっしゃった方がいました。知人と一緒にテレビを見ていて――その知人は、自分がハンセン病家族だとは知らない――〔そういう〕人と一緒にテレビを見ていて、たまたま、そこでハンセン病の問題が映った。そのときに、「わぁ、嫌だよね、こんな病気。もし家族にいたら嫌だよねぇ」というおしゃべりがそこでされる。そこで、〝ああ、そうか。やっぱり、世間の人はこう見てるんだ。わたしは、自分がその家族だなんて言えない〟。そんなふうに、自分が被差別体験がなくても、そういう〈心理的負荷〉、やはり自分の身にもありうるであろうということ、あるいは〈人生の選択肢の制限〉、そういうことが起きるということです。

大槻代理人　本人が被差別体験がなかったとしても、このカテゴリーに帰属している以上は、そういう差別に遭遇する危険性が常にある、ということなんですね？

黒坂　はい、そうです。

大槻代理人　周囲にひた隠しにする、秘密にすることの〈心理的負荷〉について、具体的にお訊きしたいと思います。たとえば、結婚相手やその親族にも秘密を通しているという方が多くおられますね。具体例を挙げていただけますでしょうか？

黒坂　これはほんとうに、どれほど、隠す、言わないでいることが、重たいことなのか。単に言わないでいるというだけじゃないんです。ということを、しみじみと感じさせられることが多かったわけですけれども。たとえば、わたしが直接お話を聞いたケースですけれども、ある女性です。彼女は自分のお父さんとお兄さんがハンセン病療養所に収容されました。自分が生まれ育った家の周囲では、そのことが知られきっている。そして、小さい頃はもう、まさに、村八分のなかで、冷たく冷たくされて、そんななかを生きてきた。で、結婚の話がきます。彼女は心に決めるわけです。〝これは絶対、言わないで結婚する〟。夫にも言わない。夫の家に、いわゆる嫁いで、そちらの集落で暮らすことになりますから、周りは誰も知らない状況のなかで、新しい生活がスタートします。ところが、じゃ、メデタシメデタシじゃないんですね。そこからの結婚生活、彼女は「地獄でした」という言葉を言っています。いつばれるんじゃないか。そして、言わないでいることが夫を騙しているんじゃないか。そういう罪悪感まで抱く。これは、もう、「結婚生活、わたしは一つも楽しいと思えませんでした。地獄でした」。そんなふうな彼女の言葉というのが、印象に残っています。

大槻代理人　いま挙げていただいたのは、原告番号でいうと七九番の原告の方ですね。

黒坂　はい。

大槻代理人　このように、周囲にひた隠しにする〈心理的負荷〉というのは、今現在も続いているのでしょうか？

黒坂　はい。今回、たくさん陳述書を読ませていただきましたけれども、そのなかでも、「今回、裁判を起こすにあたって、いま、こういう話をするけれども、それはこの裁判のためだけだ。自分は、この話というのは、自分のつれあいや子どもには、もう絶対に言わないんだ。そう心に決めている」「これは自分の墓場まで持っていくんだ」。あるいは、ほんとにもう、「いま、薄氷の上を歩いている。そんな思いで恐々《こわごわ》と歩いている、生きているところです」。そういう人々の言葉、ひじょうに印象深く覚えています。

大槻代理人　昨年、まだ三〇代前半の原告が、この裁判に参加したことをきっかけに、妻に母親の病歴が知られて、離婚に至るということがありました。その弟たちの状況というものも、陳述書等をお読みいただいて把握していただいていますね。

黒坂　はい。これ、一人の弟さんの言葉ですが、自分の兄がそういう目に遭っているということについて、「強烈なショックだった」と陳述書に書いてあります。そして、その段階で弟さんは付き合っている彼女がいてですね、ひじょうに心が許せるから、そのことを彼女に打ち明けようかと考えていた。でも、兄がそんな目に遭って、「もう、絶対、これは言ってはならない。それはもう、言ってはならないことなんだと、あらためて心に決めた」と。そういう弟さんの言葉があります。

大槻代理人　ハンセン病家族であること、差別というものを苦にして、自ら命を絶ったり、もしくは心身の状態を崩してしまうといった体験をした人たちもおられますか？

黒坂　はい。これは、ハンセン病回復者の方々からの話を聞いていて、「自分がこのハンセン病を発症してしまったことで、自分の肉親が自死、自ら自分の命を絶ってしまう、自殺をしてしまう、そういうことがあったよ」ということをお話してくださった方々、いらっしゃいます。あるいは家族の方々でも、今回の陳述書でも、「ほんとに、何度、自殺を考えたかわからない」とか、排除された、差別をされた体験がひじょうに自分にとってはつらくて、精神的な不調を来《きた》した。いまもその不調を抱えている。そういう原告の方、いらっしゃいます。

大槻代理人　〈人生の選択肢の制限〉についても、具体的な例をお訊きしたいと思います。たとえば、結婚の場面については、意見書でも詳細に述べられていますけれども、なかには、破談を経験した末に結婚を断念した、もしくは結婚しないという選択をしている人もいますか？

黒坂　はい。これ、いくつも見ることができます。何度も何度も結婚が破談してしまう。「自分は当たり前の夢として、いつかは自分も結婚して、子どもをもって、そういう夢を当たり前のものとしてもっていたのに、それが何度も壊れてしまう。もう自分は、諦めざるをえなかった」というふうにお話をされる方であったり、あるいは、一度の、結婚がだめになる体験がひじょうに深いもので、「もう自分は新しい恋愛はできない。結婚なんてとてもできない」。そんなふうに話をしてくださった方、いらっしゃいます。「自分は、ほんとうに人並みの幸せを願っただけなのに、それがかなわない人生になってしまった」。そういう言葉が印象に残っています。それほどこの差別というのは、重大です。人の人生にとって。

大槻代理人　直接の被差別体験がなくても、結婚しないという選択をしているケースはあるのでしょうか？

黒坂　はい。これはわたしが直接聞いたケースで、四〇代後半の方ですけれども、彼女は、お父さんがハンセン病療養所を退所した後、外の社会で結婚をして、生まれたお子さんです。まったくお父さんがハンセン病だったということを知らないで成長します。そして、二十歳《はたち》を過ぎた頃に、お父さんが亡くなって、その一年後に、お父さんが亡くなった後で、じつは、自分のお父さんはハンセン病だったということを知るんですね。そして彼女は、「ああ、そうだったのか。自分は、じゃ、結婚できないんだな。そういう立場なんだな」というふうに思うことになった。そしていまもなお、シングルでいらっしゃる。そういう方とお会いしました。

大槻代理人　また、差別を受けたことで、もしくは差別を恐れるために、人との交際を避けるとか、深い付き合いをしないという、生き方の部分で制約や影響を受けているケースも多くありますか？

黒坂　はい。これも散見されると言っていいと思いますけれども、ある一つのケースでは、小さい頃、自分の親がハンセン病だということが集落に知られてきっていて、もう、道を通るだけで、なにかまなざしを感じる。そのまなざしが怖い。だから、村のお祭りだとか、人々が集まるような場所、とてもそんなとこへ自分は行けない。「いつも自分は負い目を抱かされていた」とかですね。あるいは、新しく友達関係を作るような場面でも、「自分から人に声をかける、そんなこと、とてもできない。そういう自分のあり方になってしまった」。ひじょうに印象に残っているケースでは、「いま、わたしは自分の家族以外の人とは、なにか、充実した人間関係というものが持ててない」。ほんとに、そういう状況にある。そういう方がいらっしゃいました。

大槻代理人　それほどまでに、カテゴリーを理由とする排除ですとか蔑視の影響が大きく、過酷なものだということなんですね。

黒坂　はい、そうです。

(4) 立場を自覚していない場合の被害——気づかぬまま〝薄氷の上〟を歩かされる

大槻代理人　これまでは、本人が、差別される立場、カテゴリーへの帰属を自覚している場合について伺ってきました。では、本人が社会的マイノリティとしてのカテゴリーへの帰属を自覚していない場合には、まず、そもそも、排除、蔑視の対象とはされないのでしょうか?

黒坂　いえ、そういうことではありません。排除、蔑視が起きるかどうかって、本人の自覚は関係ないです。そうではなくて、その本人の周りがどう見ているか。周りの人たちがその人を、社会的マイノリティとしてのカテゴリーとして、つまり、排除の対象として見たときに、排除、蔑視、〔要するに〕差別が起きるということですから、本人の自覚の有無は差別が起きるかどうかということと関係がありません。

大槻代理人　本人の自覚がない場合についての、具体的な事例を挙げていただけますでしょうか？

黒坂　これは、わたしがやはり、直接お話を聞いた方です。女性の方でした。彼女は、三歳のときに、父親がハンセン病療養所に収容されます。そして彼女自身は、親戚をたらい回しにされて育つ。そのなかでは、ひじょうに冷たい扱いを受けて育つ。「あんたが使った茶碗やあんたが使った箸というのは、汚い。捨てたよ」とか、「あんたが遊びに来たら、嫌だったものねぇ」とか、あるいは、行ったら、襖をピシャッと閉じられる。そんな状況のなかで、自分は、小学校、小さい頃、育っていった。でも、彼女は、なんでそうなのか、わからないんです。「あんたの父親は死んで、いないよ」とだけ伝えられていた。お父さん、ハンセン病だったということは、まったく知らされずに、死んだとだけ彼女は教えられていたから、なんで、そんな扱いを受けるのか、さっぱりわからない。でも、それでも、そういう扱いを受けていたということなんですね。彼女が二十歳《はたち》を過ぎたときに、はじめて、じつは父親が生きていて、療養所にいるよということを知らされて、そこではじめて、「ああ、そうだったのか。あのときの、ああいうことは、このためだったのか」というふうに理解が得られたという話です。

大槻代理人　親が療養所を退所した後に生まれた、いわゆる退所後の子で、親が病歴を隠しているケースでも、知らないままに差別体験を受けてきたという例がありますでしょうか？

黒坂　はい。これは、陳述書で読ませていただいたケースですけれども、このケースでは、親が療養所を退所後に外の社会で結婚して生まれた男の方です。まったくお父さんの病歴、知らされずに成長していきますが、なぜか、小学校のとき、「伝染病」と言われていじめられる。そして、妹も同じいじめを受けている。中学校に行ったら、そういういじめはなくなるんだけど、なぜか、友達ができない。そういう、ひじょうにさみしい、つらい、子ども時代を過ごしてきた。この人が自分の父親がハンセン病であったということを知るのは、今回の提訴のときです。「じつは、こういう裁判があるよ。あんたは、そういう原告になる資格があるんだよ」ということを親戚から知らされて、はじめて知るんですね。そして、自分がそういうつらい子ども時代を過ごさなければならなかったのは、このためだったのかということを、つい最近知った。そういう方、いらっしゃいます。

大槻代理人　結婚差別についても、たとえば、本人が親の病歴を知らないままで結婚をして、その後、ある日突然に、差別に遭うといった例もありますでしょうか？

黒坂　はい。これも大変つらいケースですけれども、この方も、お父さんが退所した後に外の社会で結婚をして生まれた女性の方です。そして、まったくその事実を知らされないまま成長をして、大人になって、結婚をします。もう円満にやっていた。しかし、あるとき、突然、その事実がわかってしまう。夫の勤めている会社が医療の情報の管理をやっていて、夫の仕事がですね、ハンセン病療養所の情報を見ていくような、そして、入所していた人たちの名前を見ていく、そういう業務をやったときに、たまたま、妻の父親の名前をそこに見つける。生年月日を見たら一致する。そして夫はですね、家に帰って、妻を問い詰めるわけです。「なんだ、おまえは、そういうハンセン病の父親を持っているのか。おまえの父親というのは、ハンセン病だったのか。おまえはおれを騙して結婚したんだな」というようなことをその場で言われて。でも、彼女は訳がわかりません。知らないんだもの。訳がわからなくて、実家の父親に尋ねたときに、そこではじめて父親が告白する、「じつは、そうだったんだよ」。そこではじめて父親の涙をみました、という経緯がありました。

彼女は、それでも、自分の幸せはこの結婚にあるというふうに思っていましたから、そのあと、どんなに冷たい、つらいことがあっても、耐えるんですけれども。でも、やはり、夫の冷たい態度は変わらないし、なにより一緒に住んでいるいわゆるお姑《しゅうとめ》さんが、こんなことを言うんですよね。「あなたは子どもを産まないほうがいいわね。病気が孫に出る」とか。あるいは、それまで家族で共用していた日用品——タオルとかコップとか共用していたのに、それ以来、「はい、これはあなたの分よ。あなたはこれを使ってね」というかたちで、日用品を区別をされる。そういうことを強いられてきた。でも、とうとう耐えられなくて、三年目で離婚をしました。そういう方とお会いしました。

大槻代理人　また、親がハンセン病だったということは知っていたんだけれども、差別される対象になるということまでは知らずに、結婚後に離婚に至ってしまったというケースもありますか？

黒坂　はい。これは姉妹のケースですね。やはり、お父さんがハンセン病療養所の退所者の方。そして退所後に結婚をして生まれた、そういう姉妹ですけれども、知らないまま成長して、一〇代の頃に、これはちょうど二〇〇一年の最初のハンセン病国賠訴訟の勝訴の後のタイミングであろうというふうに思うんですけども、そのときに、お母さんから「あなたのお父さん、じつはこういう病気だったんだよ」ということを教えてもらうということがありました。でも、姉妹の二人それぞれはですね、そんな重大なことだというふうに認識していなかったんですね。そして成長して、二人ともそれぞれ結婚をして、自分としては何気ない雑談のつもりで、「うちのお父さんって、ハンセン病っていう病気だったんだね」ということを何気ない会話のつもりで言ったら、それは相手の夫にとってはそうではなかった。「えっ、大丈夫なのか、それは」。まだ子どもは生まれてないわけですけれども、子どもがこれから生まれるとして、「子どもには、そういう病気は出ないのか」なんてことを夫に言われる。そういうことが姉妹それぞれに起こる。そして、ひじょうにつらいことですけれども、お二人とも、のちに離婚に至る。そういう結末になってしまった。そういう事例があります。

大槻代理人　これまで挙げていただいた事例からは、社会的マイノリティとしてのカテゴリーに帰属している以上、本人の自覚の有無を問わずに、いつ差別行為に遭遇するかわからないということなんでしょうか?

黒坂　はい。それはもう、本人の自覚の有無ではなくて、周りのマジョリティの側が、そういう対象として相手を看做すかどうか、そこにかかっていますから、それがいつ起こるかわからない。ある一人の方、「交通事故に遭ったみたい」と言いました。まさに青天の霹靂《へきれき》のようなかたちで起きる。そういう大変怖い危険性がある、というふうに言えると思います。

大槻代理人　これまでのご証言からしますと、仮に、本人がカテゴリーへの帰属を自覚していない、かつ、現時点までは直接の差別経験がないという場合には、なんら問題はない、というふうに言えるのでしょうか?

黒坂　もう一度お願いします。

大槻代理人　本人が、差別されるハンセン病家族である、〔そういう〕カテゴリーに帰属しているということを自覚していない、かつ、直接の差別体験がないという場合には、その状態は、なんら問題はない、被害はない、というふうに言えるのでしょうか?

黒坂　繰り返しになりますけれども、危険性があるところでも本人が自覚をしていないという状態、というふうに言えると思います。さっき、ほんとうに、隠して生きるということを〔指して〕「薄氷の上を歩く」という言葉が、当事者の方の言葉でありましたけれども、そのメタファーを使うならば、まさに薄氷の上を歩いているんだけれども、本人はそれを自覚してないまんま、その上を歩いている。危険性に本人が気づいていない。であるからこそ、ちょっと、身を守る術《すべ》もない。そういう状況に置かれている、というふうに言うことができます。

大槻代理人　そういうふうな状況に置かれていること自体が、社会学者の立場としては、被害である、というふうに言えるのでしょうか?

黒坂　そうですね。そういう位置に置かれているということ自体が、社会学的には、これは被害なんです。そういうカテゴリーに帰属させられているということ自体が被害である、というふうに社会学では認識をしています。

（5）家族関係に影響をおよぼした国の政策

①　療養所への隔離

大槻代理人　ここまで社会的差別の問題について伺ってきましたが、証人は著書、甲A一号証、『ハンセン病家族たちの物語』のなかで、ハンセン病の家族がこうむった被害について、「家族関係の綻び・ねじれ・切断」というものも挙げておられますね。

黒坂　はい

大槻代理人　以下、その家族関係の問題についてお伺いしていきます。まず、具体例に入る前に、国のいかなる政策が家族関係に影響をもたらしたのか、いくつか挙げていただけますか？

黒坂　三つ挙げます。療養所への隔離。それから、この病気というのは〝怖い病気だぞ〟ということを、これを病気に罹ったご本人そして家族たちに刷り込んだ。こういうことが二つ目です。それから三つ目が、そういう〝病気の恐ろしさ〟というものを、今度は、市井の人々に、社会一般の人々に知らしめることで、やはり、差別が煽られてしまった。その三つを挙げることができます。

大槻代理人　まず、一つ目に挙げられた療養所への隔離による影響についてお訊きします。隔離によって、家族関係には物理的な断絶が生じましたね。

黒坂　はい。

大槻代理人　物心ついた頃、幼児期に、親が隔離された子どもたちがいますけれども、そのような子どもたちには、どのような影響が生じましたか？

黒坂　物心ついた時期、四歳とか五歳とか、ちょうど親が恋しい時期であります。愛情が必要な時期、保護が必要な時期です。その親が療養所に隔離されてしまうことによって、その子どもたちはそれらを失うということになります。

大槻代理人　まだ物心つく前に引き離された子どもには，どのような影響がありましたでしょうか？

黒坂　物心つく前に隔離をされる。これは、具体的な事例で言えば、黄光男《ファングァンナム》さんの事例が、わたしのなかではいちばん大きい事例ですけれども、彼の場合は、一歳のときに、自分のお母さんと下のお姉さんが、まず療養所に入れられた。次の年、今度は、お父さんと上のお姉さんが療養所にやはり入れられてしまう。黄さん自身は一歳で、外の社会の育児院で育つ。五人家族のなかの四人までが療養所に隔離をされてしまうということが起きました。黄さんはそのあと、一歳で育児院に入って、九歳までそのなかで育ちますが、彼はここの期間、そこの育児院というのは「ひじょうに自分にとってはいいところだった、楽しかった」というふうにおっしゃいますけれども、九歳のとき、四人が退所をして、また一家五人で暮らし始めるということになるんですね。ところが、黄さんにとっては、初めて会う人たち。初めて会う人たちと、家族としての生活が始まる。しかも黄さんにとっては、施設で育ってますから、家族というものがわからない。

遠藤裁判長　ちょっと〔と言って、大槻弁護士に何事かを小声で囁く〕。

大槻代理人　黄さんは〔匿名原告ではありませんので〕名前を出してもいいんです。〔傍聴席が笑う〕

黒坂　えっと、どこまで話したでしょうか。――親というものが、そもそも、その感覚がわからない。姉弟《きょうだい》という感覚もわからない、ということがあってですね、再会して、家族として暮らし始めるんだけれども、なにか、そこで、空白の期間というのは取り戻しがきかない。いまなお埋められきっていない。どこか、なにか、お姉さんとのあいだで、少し他人のような感じ、それはいまも残っている。最初の頃に引き離されたことによって、家族関係の形成という大事な時期です。なにか、根こそぎにされてしまっていたその期間。そういうことが、彼の訴える被害です。

大槻代理人　いま、例に挙げていただいた黄さんの一歳から九歳までの期間というのは、本人の自覚がなく、また、周囲の認識もない場合。そういうことになると思うんですけれども、証人の意見書では、そういう場合について、〈歴史性の剥奪〉というキーワードを提示されています。この言葉についてご説明いただけますでしょうか？

黒坂　黄さんの場合は、たまたま、九歳でご家族が退所されて、そこからのスタートではありましたけれども、そこから関係の回復ということができたわけです。ところが、もし、これが続いていたら、もしかすると家族関係というのは永遠に失われていたかもしれません。自分のルーツというものをたどる、その手だてすらなかったかもしれない。そういうものとして、〈歴史性の剥奪〉というものを設定しています。

大槻代理人　黄さんの事例では、〈歴史性の剥奪〉というキーワードは当たらないのですか？

黒坂　いえ、違います。当たるということです。彼が訴える被害というのは、その期間を彼は被害と言っているんですね。〈歴史性の剥奪〉ということです。

大槻代理人　そのほかにも、療養所で生まれて、まもなく親と引き離されたという子どもたちがいますけれども、そういう子どもたちも、親子関係に深刻な影響を受けるということがありましたか？

黒坂　はい。療養所に入所しているあいだに生まれたお子さんですよね。かれらは、外の社会の、多く〔の場合〕は親戚に預けられることになりますけれども、やはり、生活を共にしている人々に、親密感といいましょうか、親としての感覚であったり、そういうものを持つということになりますから、たまに療養所に面会に行くことはあっても、〔実の親には〕なにか、親という感覚を持てない。「お母さん」「お父さん」というふうに呼ぶことができない。いまもそういう関係ですと言う方々、いらっしゃいます。

大槻代理人　物理的な断絶がない、いわゆる退所後の子についても、親が過去に入所経験を有するということによって、家族関係に影響は認められますか？

黒坂　はい。これは、親御さんが子どもの頃にハンセン病療養所に入所していたという場合ですね。ハンセン病療養所というのは、子どもが入所しているときには、少年舎、少女舎というかたちで生活をします。子どもたちで共同生活をするんです。そのなかで育ってきた方、この方が療養所を退所して、外の社会で結婚して生まれた子ども、自分の子どもができたときに、しかし自分自身が一般的な家族関係というものを経験してませんから、この生まれた子どもとどう接していいのかわからない、ということがある。子どもにしてみると、なにか、うちのお父さんはよそのお父さんとはちょっと違うな、なにかよそよそしい感じがする。そういう話というふうになるということですね。

② ハンセン病の恐怖の刷り込み

大槻代理人 次に、二点目に挙げられました、病気への恐怖の刷り込みが与える影響についてお訊きします。まず、ハンセン病に罹ったご本人に、病気への恐怖が刷り込まれたことによる家族関係への影響というのは、どのようなものが挙げられますか？

黒坂 これは、しばしば、ハンセン病回復者の方々からお話を聞いていて、出るお話なんですけれども、自分の子どもだったり、あるいは自分のきょうだいの子どもであったり、赤ちゃんが生まれたというときにですね、頭では〝ハンセン病、うつる病気ではない〟とわかってますよ。わかっていても、なにか、自分がこの赤ちゃんに触ることで、うつしてしまうんじゃないか。そういう恐れがどうしても抜けないから、子どもに直接触れることができない。あるいは、息がかからないように気をつけた。距離を取るんですよね。直接息がかからないようにする。あるいはもう、スキンシップはない。一緒にお風呂に入るとか、握手するとか、抱っこするとか、わたしたち通常ではやるようなことを、これは怖くてできない。「そういうことは、一切、やりませんでした」。そういう方々がいらっしゃいます。

大槻代理人 逆に、家族の側に病気への恐怖が刷り込まれたことによる家族関係への影響も認められますか？

黒坂 はい。これは、ある方が、わたしにとってはひじょうに印象深いですけれども、やはり、家族の側にも病気の恐ろしさ、強烈に刷り込まれているケースがあるんです。入所している親御さんが、帰省でおうちに帰ってきた。それはうれしい。一緒にご飯を食べて。でも、親が使った食器を自分たちが使った食器と一緒に洗うことは、どうしてもできなかった。なにか、怖い病気ということが、やはり、染みついていて、それを分けて洗うことになってしまった。その方は、いま、それは後悔の念で、〝親にたいしてなんてことをしてしまったんだ〟と、涙をこぼして話をされますけれども、そういうことが起きています。

大槻代理人　家族が、病気への恐怖から、さらに自分の子との関係にも影響を受けるということもありますか?

黒坂　これは、わたしもたいへん驚きましたけれども、家族の方、自分はハンセン病を発症していない、そういう方が、自分の子どもが生まれたときに、「子どもに病気が出るんじゃないか、そういうことを心配した」とおっしゃる方々がいらっしゃいます。あるいは、自分がなにか、発症はしてないんだけれども、うつしてしまうんじゃないか。じつは、そういう恐怖を持っていた。そういう方々がいらっしゃる。それほどまでに、なにか、すごく強烈な刷り込みだったんだな、とわたしは思います。

大槻代理人　今回の提訴に至ってもなお、病気にたいする誤った認識や恐怖心を抱えているという原告もいらっしゃいますか?

黒坂　はい。ほんとに、わたし自身もびっくりしたんですが、家族の方、「いつか自分が、この病気、発症しちゃうんじゃないかという怯え、恐れを、心の片隅でずっと持っていたし、じつは、いまもそれ、ありますとおっしゃる方、いました。そこまで、家族の方々に、この病気への恐怖、刷り込まれていたんだな、というふうに思っています。

③　偏見差別の煽り――家族への影響

大槻代理人　三つ目に挙げていただいた社会的差別について伺います。国によって社会的差別が煽られたことにより、家族関係にどのような影響が生じてきたのか、まず、いくつかの側面をご提示いただけますでしょうか？

黒坂　ここでも三つ、お話したいと思います。一つは、ハンセン病に罹った方とその家族、その双方になんですけれども、差別を避けるためにというのかな、お互いに相手を遠ざけあう。そういうことが起きます。遠ざけ。それから二つ目が……。すみません、もう一度質問を繰り返していただいていいですか。

大槻代理人　社会的な差別が煽られたことによって、家族関係にいろいろな影響が生じる。そのいくつかの側面を三つ、ご提示ください。

黒坂　わかりました。失礼しました。

二つ目が、この病気に罹った肉親を、その家族が嫌ってしまう。憎んでしまう。そういうことが起きる。そして三つ目が、ハンセン病の方の家族、そのなかに、なにか大きな秘密というものが生じている。そういうことを挙げたいと思います。

(1) 差別を避けるためお互いに遠ざけあう

大槻代理人　まず、一つ目に挙げていただいた、家族がお互いを遠ざけてしまうという点について伺います。まず、〔患者さん〕本人が家族から距離をとるという点について、具体的にどのような事実が挙げられますか？

黒坂　まず、入所者の方が、子どもが生まれたとき、これはとくに戸籍の問題でよく現れているんですけれども、自分の子どもとして出生届を出すと、〝らい患者の子〟というふうに位置づけられてしまう。それは、子どもを差別から守るためです。そのために、病気ではない自分のきょうだいの子どもとして出生届を出す。そういったことが、けっして少なくなかったということがあります。入所者の方々の子どものケース。

あるいは、退所者の方々のお子さんというか、退所者の方々、生まれた子どもが成長して、学校行事など、子どもの運動会なんかに、自分は一回も行ったことがないという方、退所者の方、いらっしゃいます。とくに後遺症が目に見えるかたちである方だったらですね。ですから、「学校でいじめられたらかわいそうだから、自分は子どもの学校行事には一回も行かなかった」。でも、子どもにとったらさびしいことだったろうなと、わたしは思いますけれども、そうせざるをえなかった。そういう現実があります。

大槻代理人　他方で、家族の側が、差別を恐れて、本人から距離をとるという点については、具体的にどのような実態がありますか？

黒坂　これは、家族にとっては、ひじょうに引き裂かれる思いであったと思います。肉親ですから大事にしたい思いはある一方で、でも、ハンセン病患者の家族であるということによって差別が起きてしまうという恐れがどうしてもありますから、差別から身を守るために、ハンセン病であった肉親を自ら遠ざけてしまう、ということをせざるをえない。そういったことが起きています。とくに強烈にそれが表れるのが、結婚をして、新しく形成した家族に、一切それは内緒にしている場合。内緒にしてますから、なかなか療養所に面会に行けないとか、電話をかけるにしても、それは怖いんですよ。「聞かれているんじゃないかと思って、なかなか電話もできないんだ」。そういう訴えがあります。あるいは、親が帰省届を出して、自分のうちのほうに遊びに来てくれる。それは喜びたいんだけれども、親がここに来たら、ハンセン病の家族だということが周り近所にばれてしまうんじゃないか。だから、帰省で来ても、うちに上げることができない。あるいは、入所している親御さんが亡くなって、ほんとだったら、お墓に入れてあげたいんだけれども、ずっとその存在を隠していますから、いまさら、お墓に名前を刻むことができない。また差別が顕在化しちゃうんじゃないか。そういう怯えから、やはり、お墓に入れることができない。いまでもそうだ、という方々、いらっしゃいます。

(2)　病気に罹った肉親を家族が嫌う／憎んでしまう

大槻代理人　次に、二つ目に挙げていただきました、家族が、病気になった本人を嫌ってしまう、憎んでしまうという点について、具体的な例を挙げていただけますか?

黒坂　これは、さきほどお話したケースです。三歳でお父さんが入所して、自分は全然そのことを知らないで、死んだと聞かされて、親戚をたらい回しにされた。二十歳《はたち》を過ぎて、「お父さん、じつは、生きているよ。こういうところにいるよ」と聞かされて、会いに行った先が、ハンセン病療養所だった。〝ああ、お父さんというのは、こういう病気だったのか。自分がずっと強いられてきたつらいこと、これはお父さんの病気のせいだったんだ〟というふうに、認識がなるんですね。そうすると、もう、親を責める。そこから、「つらい言葉を自分は親にむかって投げてしまっていた」。そのことをいちばんつらい体験として、親を嫌ったのが自分にとってはすごいつらかったというお話なんですけれども。「なんで、あんたは、そういう病気だったのに、わたしを産んだんだ。なんで、わたしを産んだんだ」。生まれてこなくてもよかったのに、ということだと思います。そういう言葉ですとか、「あんたのせいで、わたしはこんなつらい目に遭ったんだ」というふうに親を責める。あるいは、彼女自身が自分が使った茶碗を捨てるとかということをされてますから、「自分がされたことを今度は親にした」と言うんですね。今度は、親がそばに来たら、うつるんじゃないか。自分がされたことを親にしてしまう。「そういう親子関係でしか自分はできなかった」。そういう悔悟の念を語ってくれました。

大槻代理人　こうした家族関係への影響、「家族関係の綻び・ねじれ・切断」というものは、病気になったご本人とその家族のあいだだけで生じるものなんでしょうか?

黒坂　いいえ、そうではありません。病気になった肉親とそのご家族の間だけではなくて、家族と家族の間というんですか、同じハンセン病家族のなかの家族成員の間でも、その軋轢《あつれき》というのが、やはり、生じるんですね。つまり、家族全体、一族全体が、差別の対象とされているときに、抑圧を受けているわけですね。その抑圧が、その家族の内部のいちばん弱いところに集積をしていく。そこにいちばん抑圧がかかっていく。そういうことが家族のなかで起きているということがあります。これ、いちばん表れているのが、親御さんが入所していて生まれたお子さんが、親戚に預けられるといったケースです。こういうケースの証言として多いのは、「預けられた先で、ひじょうに自分はつらい目に遭った。ほんとに〝患者の子のくせに〟なんて言われて。親戚から、わたしは言われたんだよ」という言葉が多いんですけれども、これは、じつは、そういうふうに言った親戚自体が、じつは結婚差別に遭っている。家族全体が抑圧されているなかで、その抑圧が、いちばん弱い、ハンセン病〔患者〕の子どもに向かっていく。自分たちがつらいのは、あんたの親のせいだ、というふうなかたちかもしれませんが、そういう形が見えるんですね。社会学あるいは政治学の言葉で、「抑圧移譲」という概念がありますけれども、これがハンセン病の家族に当てはまると言えると思います。

大槻代理人　いま、いちばん弱い立場の者に抑圧が向かう「抑圧イジョウ」と言われたのは、抑圧が移る、譲るというふうに書くものでよろしいでしょうか？

黒坂　はい。

(3) ハンセン病家族に生じる秘密

大槻代理人　では、三点目に挙げていただいた、秘密の問題についてお訊きします。社会的差別による家族関係への影響としての秘密ですね。療養所を退所した人が、その後結婚した相手や生まれてきた子どもに自らの病歴をひた隠しにしてきたというケースがありますね。

黒坂　はい。

大槻代理人　証人は、先日、退所後に生まれた子どもに病歴を隠してきた親御さんの立場と、その子ども、双方の立場からの聞き取りをされましたね。

黒坂　はい。先月、沖縄に行って、療養所退所者の方とそのお子さんという、その一まとまりの家族、三家族からお話を聞いてきました。

大槻代理人　聞き取りをされたのは、どのような立場の親御さんでしたか？

黒坂　これは、三人の退所者の方々だったですけど、お三人とも、ハンセン病の退所者の会の活動を熱心にされている方々です。この〔問題の〕啓発活動、熱心にされていて、自分の体験とか〔の語りを啓発〕講座でされる。そういうことをやっている方々であります。

大槻代理人　その聞き取りの経験も踏まえて、なぜ、親が子どもたちに病歴をひた隠しにするのか、ご証言いただけますでしょうか？

黒坂　なぜというのが、説明がたいへん難しいんですが、〝これはけっして言えないのだ。外の社会にむかってはしゃべれるのだけれども、自分が受けてきたそういうこと、自分がじつはハンセン病ということで、こんなに大変なことがあったんだということを、自分の子どもには、家庭のなかでは、話せないことなんだ〟ということは、もう、厳然としてあるということ。これは三つのケース、みんなそうだったんですね。わたし、聞き取りで、「なんで、これ、子どもさんに、お話、どうしてもできないんですか?」と訊くんですけれども、「いや、もう、話せないものは話せないんだ」ということしか返事は返ってきませんけれども、それはやはり、けっして家庭の中で話せない。触れてはならないもの、タブーのような、そういうようなものに、これはなっているんだな、というふうに感じたということなんです。

大槻代理人　それだけ重い秘密なんだということですね。

黒坂　重たい秘密なんだな、というふうに思いました。

大槻代理人　他方で、親から隠されている子どもの側の認識や思いについては、いかがですか?

黒坂　子どもさんの側は、〝あれ、なにか、うちの親はわたしに隠していることがあるな。なにか、うちには大きな秘密があるな。隠し事があるんだな。でも、これは聞いちゃいけないことなんだな〟ということを、子どもさん自身、じつは、肌で感じているんですね。でも、これは聞いちゃいけないんだなと思って、触れない。そういうことを、子どもさんの側が感じているということがあります。なかには、子どもさん自身が、やはり深刻な被差別体験、結婚差別に遭っているということがありますけれども、でも、自分は結婚差別に遭ったということを、今度は、子どもさんの側が「親には、これは、わたしは言えません」と言うんです。それはそうですよね。親が病気であったということを理由に、自分は結婚差別に遭った、離婚に至ってしまった、ということを、親には話せないって、そうだよねと思うんです。子どもは子どもの側で、親に言えない秘密を抱えている。そういう状況があるんだなということを感じました。

大槻代理人　また、さきほどのカテゴリー〔への帰属〕の自覚との関係では、親が秘密にすることによって、カテゴリーの自覚のない子どもを生み出してしまっているという面もあるでしょうか？

黒坂　親御さんは、まったく悪くありません。それは、だって、言えないんだもの。そういう状況なんですもの。でも、結果として、自分の立場というものがわからなくて、自分で自分の身を守れなかった、なにか差別にたいして無防備になっている、そういう状況が生まれている。お子さんがそういう状況になっている。そういう状況が生み出されているんだなということがあります。

大槻代理人　これまでのご証言で、家族関係形成への影響、関係性の毀損《きそん》というのは、物理的な、隔離による肉親との断絶にとどまらず、社会的差別も相まって、さまざまな内実をもつのだ、というふうにお聞きしてよろしいでしょうか？

黒坂　はい、そのとおりです。

大槻代理人　証人は、ハンセン病問題以外の差別問題についても研究されていますけれども、ほかの差別問題との共通性と、このハンセン病の家族の問題に特徴的な点を、それぞれご指摘いただけますか？

黒坂　ほかの差別との共通点って、カテゴリーによる排除が起きる、あるいは非対称性がある。これはもう、ほかの差別と共通です。ただ、このハンセン病の問題で特徴的なのは、家族関係に、なにか「形成阻害」というふうに言われていますけれども、そういうものが起きるというのは、ひじょうに顕著なものがあるという、そういう理解をしています。物理的な引き離しがあったり、あるいは、カテゴリーの形成自体が、ハンセン病の家族というかたちで形成されていますから、病気になった親と距離をとることで差別から身を守れるのではないかという状況が生まれますから、これがやはり、家族関係への影響、大きく出る問題だな、というふうに思いました。

(6) 心を寄せて聞くということ

大槻代理人 では、最後になりますけれども、証人が今回の証言をつうじて訴えたい思いですとか、裁判官にぜひ心にとめておいてもらいたいということがあれば、おっしゃってください。

黒坂 二つ、お話したいんですけれども、よろしいでしょうか。

先月、沖縄に行った、その三家族のなかの一人の退所者の方が、わたしが今日ここの場で証言をしますというふうに言ったら、「それは、ぜひ頑張ってきてください。それは、自分の思いがかかってます」というふうにおっしゃるんですね。それはなぜかといいますと、彼は、ハンセン病療養所を退所後に外の社会で結婚をして、五人の子どもさんをもうけるんですね。そして、いよいよ頑張っていこうという時期になって、彼はハンセン病を再発してしまいます。そしてもう、やむなく療養所に再入所せざるをえなかった。そして、そのかんに、妻が自殺をしてしまうということがありました。「このことを、わたしは自分をずっと責めていました。自分のことを責めていました。妻を自殺に追いやったのは自分だというかたちで、ずっと自分を責めて生きてきました。でも、一五年前の国賠訴訟が、あれが勝訴になったことで、あっ、そうじゃないよ。自分が病気になったせいじゃないよ。それは隔離政策があったせいだ、というふうに自分は思うことができた。あのとき、自分が再発したとき、外の社会で暮らせることができていたら、病気の治療をしながらでも、妻と一緒に頑張ることができたんじゃないか。妻を死に追いやることはなかったんじゃないか。それは隔離政策があったそのせいだったのだ、というふうに自分は思えるようになった。それがよかったんだ。今回のこの家族の裁判。それは〔肉親が〕病気になったせいじゃないよ、隔離があったせいだよ、らい予防法があったせいだよ、ということを、今度は、家族の被害について、家族の側から言い切ってほしいんだ。そういうことがかかっている裁判なんだ。ぜひ、証言、頑張ってきてください」という思いを受け取りましたので、一つは、裁判官のみなさんに、この回復者の方々の思いも乗っかっているそういう裁判だということを、受け止めていただきたいということが一つです。

それから、わたし、たくさん、家族の方々、お会いしてお話を聞いた方々は、どの方もです、どの方も「この話というのは、誰にも話せない。やっとの思いで、いま、話をする。ずっと胸に秘めて、ほんとに胸に閉じ込めていた、そういう話だよ」ということを、どの方もおっしゃっておられました。ですから、これから、家族の方々、原告の方々、〔原告本人尋問で〕お話をされることになると思うんですけれども、ぜひ、お心を寄せていただいて、お話を聞いていただければ、ということを、わたしのほうからのお願いというふうにしたいと思います。

以上です。ありがとうございました。

2　反対尋問——共通被害はあるか

遠藤裁判長　それでは、反対尋問。三〇分程度ですね。

被告指定代理人菊地英理子　被告指定代理人菊地からお訊きします。

本件では、甲A四一号証として、福岡安則さんの鳥取〔訴訟〕での尋問調書というのが証拠として出されているんですけれども、証人は、福岡先生と一緒にハンセン病患者さんやご家族の方の体験について聞き取り調査をされてきたということですね？

黒坂　はい、そうです。

被告代理人　鳥取訴訟の証人尋問において、福岡先生は、対象者の方から聞き取りをされるときに、共感的な理解、つまり、聞きとる方のお話を遮《さえぎ》ったりとか否定したりするということはなくて、そのまま受け入れて理解するというふうな、そういった方法でなされているというふうに証言されたようなんですが、証人も同じような方法で聞き取りをされているということですか？

黒坂　はい、そうです。

被告代理人　そうすると、証人は、あくまでもハンセン病患者のご家族が述べられたことをそのまま、その真偽とか、「本当ですか？」みたいなことを確かめることはしないで、それを理解して、資料として用いて、分析検討をされているということになりますか？

黒坂　マイノリティの方々の体験というのは、やはり、耳を傾けられてこなかった、この現実があります。やはり、そういう立場に置かれてきた方々が、これまで語れなかったこと、ここに大きな価値があります。それに耳を傾ける。それが大事なことです。

被告代理人　なので、お聞きになったことをそのまま資料として扱うという、そういったかたちを取られているということですね？

黒坂　体験として話されたことが、事実ではない、というふうに言われているということですか？

被告代理人　資料としての扱い方を訊いています。

黒坂　扱い方がどうだっていうことでしょうか？

被告代理人　聞いたままを資料として扱って、そして分析や検討をされているということですね？

黒坂　聞いたことをデータとして、ということですか？

被告代理人　はい。それとちょっと一つ、確認させていただきたいんですが、さきほどの証言のなかで、附属の保育所に収容されたことによって、そこに収容されたお子さんが、あたかも感染者として扱われていたような収容所《ママ》もあったというふうな証言をされたと思うんですが、もともと、その保育所の収容というのが、子どもの福祉のためであって、また、本来、他の児童福祉施設に入れない場合に、保育所に収容するという、そういう法の建前がとられていたということはご存じですか？

黒坂　そういう位置づけであるということは、事実としてあるんでしょうけれども、やはり、中に入っていたお子さん方の体験ですね。何度も、ハンセン病を発症しているんじゃないかという検査をされるとか、そういったことがされているということです。

遠藤裁判長　ちょっと、黒坂証人、まず質問に答えて。イエスかどうかだったら、イエスかどうか。また原告側からも、質問がありますので。

黒坂　失礼しました。

遠藤裁判長　そうじゃないと、三〇分という話だったけども、これ、五〇分になっちゃうんで。すみません。よろしくお願いします。

黒坂　もう一度〔質問を〕お願いします。

被告代理人　この保育所の位置づけというのは、あくまでも、お子さんの福祉のためで、児童福祉施設に入れない場合に〔療養所附属の〕保育所に収容するという、そういった位置づけになっていたということは、ご存じだということでいいですね？

原告ら代理人徳田靖之　異議があります！　それは原告と被告で争いがあることです。〔被告の主張を〕前提として、そういうことを知っているかという質問は、誤導になるのではないでしょうか。争いがあるという前提を明らかにした上で質問してください。

遠藤裁判長　法の立て付けの話としても争いがあるんですか？

徳田代理人　そうです。児童福祉法の適用除外にされたというふうに、原告は考えています。だから、らい予防法が適用されたんだと。こういうふうにこちらは主張していて、被告とはそこに対立があります。その対立があるのに、被告の主張を前提にして質問されるのは、前提が違うことになるのではないかということです。

遠藤裁判長　条文の解釈が違うということですか？

被告代理人　証人の認識を訊いているので。

原告ら代理人八尋光秀　誘導しないでください。

被告代理人　誘導ではなく、

八尋代理人　誘導しないで訊いてください。

被告代理人　誤導も誘導もしてません。事実関係を訊いているんです。

遠藤裁判長　訊き方としては、〔附属保育所の位置づけの解釈としては〕二通りあるけども、どちらを、どういうお考えですかと、質問しますか？

被告代理人　では、質問の仕方を変えてもよろしいですか。附属の保育所というのは、法律上、どのような位置づけとされていたというふうにお考えですか？

黒坂　わたし自身はですね、体験——保育所〔経験者〕の方々の体験に、やはり、体験の語りの記録という、それに依拠して。かれらがどういう体験をしてきたのか、ここに依拠して、

遠藤裁判長　黒坂証人。だから、「わたしは法律は知りません」とか「法律、わかりません」とか、それだけ答えてもらえばいいです。

黒坂　そうです。

被告代理人　質問を変えます。社会的マイノリティにたいする差別について伺います。本訴訟で提出された原告らの陳述書のなかには、過去、幼少期ですね、そのときに家族にハンセン病患者がいることを理由に、友人から差別的な言動をされたけれども、大人になって、その友人に再会したときに、その人から謝罪を受けたという話をされている方がいます。証人がこれまで聞き取り調査をされてきたなかで、そのような経験をもつ方というのは、いましたか？

黒坂　そういう経験をした人というのは、いますけれども、レアですし、現実というのはひじょうに多様なんですね。

被告代理人　いらっしゃるわけですね？

黒坂　そうです。

被告代理人　たとえば、どういう方がいましたか？

黒坂　いまここに、〔わたしの〕後ろ〔の傍聴席〕に、「わたしがそうです」という方がいらっしゃいますけれども。

遠藤裁判長　後ろの方、こっち〔の裁判官席〕からは聞こえなくても、すぐそばにいると〔証人には〕聞こえるみたいなので、黙っていてください（笑）。

黒坂　わたしがいま思い出しているのは、小さい頃にいじめられて、大人になって謝られたということはある、という方はいらっしゃいます。

被告代理人　社会的マイノリティにたいする周囲、マジョリティ側の排除や差別意識というものは、時代によって、またその社会的マイノリティに関する情報の内容によって、変化するものではないですか？

黒坂　ただですね、社会マイノリティとしてのカテゴリーの用法ですね、それが排除の対象になっている、あるいは非対称性がある、そういう用法が成立しているということは、べつに、差別行為が、排除の行為者だけではなくて、それを傍観している人であるとか、そもそも「結婚したいんですけど、許してもらえますか」という言葉遣いが成り立つということ自体、その場にいる人たちのあいだで、あるいはこの社会で、そういう用法が成り立っているというのは、

遠藤裁判長　いまの〔質問〕は、社会学的な一般論として、被告は訊いているのではないですか？

被告代理人　情報が変われば、その社会的マイノリティに関する情報がどういった情報が発信されているか、そういう内容が変われば、マジョリティ側の認識というのも、変化していくものではないか、という質問なんですけど。

黒坂　変化していく可能性はあります。

被告代理人　たとえば、さきほど申し上げたエピソード、大人になってから知人から謝罪されたというようなお話からは、ハンセン病にたいするマジョリティ側、少なくともその原告の知人さんに関しては、ハンセン病にたいする排除や差別意識というものが、どこかの時点で変化したのではないかというふうに思われるんですけれども、証人は聞き取り調査をされるなかで、この点についてどのようにお感じになられていますか？

黒坂　その、後で謝罪を受けたなんていうのは、ひじょうに稀なケースであるというふうに理解をしています。さきほどお話をしましたように、現実に、結婚差別が、つい二年前です、直近で起きているということもありますし、社会全体として、それが、やはり、排除の対象としてのカテゴリーが〔いまだに〕成立しているというのは言えるでしょ、という理解です。

被告代理人　たとえば、聞き取りの対象者のなかには、さまざまな年代の方がいらっしゃると思うんですが、対象者の年齢によっても、その方々が体験されたマジョリティ側の排除や差別意識の表れ方というのは、頻度ですね、そういったものについては、差があるんじゃないでしょうか？　その点はいかがですか？

黒坂　表れは、たしかに、個人個人によってさまざま、多様なものであります。ただ、それが、そういう現象が起きているということは、何が原因か。これは、そういうカテゴリーが、そのカテゴリーの用法が、成立しているということが、社会全体としてあるからなんですね。社会全体としてそういうカテゴリーの用法が成立している。そして、そのカテゴリーに帰属させられているということ自体がですね、被害だという話をしています。

被告代理人　わたしの質問は、それがあるとしても、その表れ方というのが、いつの時代を生きられている方なのかということによって、そこに差があるのではないかということなんです。その点について、聞き取り調査をされているなかでお感じになったことはありますか？

黒坂　わたしがひじょうに強烈に認識しているのは、こんなに若い人で、わたしと同じ世代で、あるいはわたしより若くて、結婚差別に遭っている。この現実がひじょうに強烈です。わたし自身もですね、この提訴が起きる前までは、やはり、時代によって差があるんじゃないか、いくらなんでもね、そういう結婚差別なんていうのはもう起きてない時代なんじゃないかとわたしも思ってましたが、この提訴があった後で、違う、そうではない、という現実が起きているということが露わになっています。いま、若い人が差別に遭っているという現実があるんです。

被告代理人　いまのお話でもそうですし、それから、意見書にも若い世代について触れられているんですけれども、たとえば、原告番号三一五番のような一九八〇年代に生まれたような若い方で、二十歳《はたち》になってから、お母さまからハンセン病であるということを打ち明けられたという方が、意見書では触れられているんですけれども、この人というのは、お母さまから病気を打ち明けられるまではハンセン病のことをよく知らず、ハンセン病にたいする差別があったことについても知らなかった、というような前提で書かれている部分があるんです。そこは、先生は——意見書にあるんですけど、

黒坂　そうですね、意見書にはある。

被告代理人　意見書では、さきほどの証言でもあったんですけど、旦那さんに「ハンセン病の家族がいますよ」ということを話したら、それが離婚につながったというお話をさきほどされていましたが、この方々は、ハンセン病が社会的な差別の対象になるということは、当時は考えていなくて、その差別は過去のものだと考えていたので、そういった話をしたというふうなエピソードを紹介されていますよね。この方々というのは、ご自分が離婚を体験するまでは、ハンセン病にたいする差別の意識というものが、

そこまで社会に存在するんだということは、認識していなかったということですか？

黒坂　ちょっと確認させてください。ちょっと質問が長かったので。ごめんなさい。わたしも〔原告〕番号が正確には覚えきれてませんから。三一五番さんというのが、どういう人だったのか。

遠藤裁判長　意見書を示して。

被告代理人　甲A三九号証の……〔証人に近づいて該当頁を示す〕

もう一回、質問をします。いま見ていただいている意見書では、原告番号三一五番さんのように、一九八〇年代生まれで、二十歳になってから、お母さんからハンセン病であることを打ち明けられたという方がいるんですけど、その方というのは、お母さんから病気について打ち明けられるまでは、ハンセン病のこと自体をよく知らず、また、ハンセン病にたいする差別があるということについても知らなかったということですね？

黒坂　わたしのこの意見書だけだと〔確かなことは言えない。三一五番さんの〕陳述書を見せていただくわけにはいかないですか。これ、断片なんですね、三一五番さんの陳述の。わたしが意見書で記述しているのが。ですから、いま、責任をもってお答えをするには、やはり、断片ではなくて、ご本人の体験内容を全体を見て検討しないといけないと思いますので。

遠藤裁判長　はい、わかりました。まだ取り調べをしてないから「後出《こうしゅつ》」って書かれてます。〔甲C三一五号証が示される〕

原告ら代理人神谷誠人　この後《ご》もそういう尋問があるんであれば、あらかじめ言っておいていただいたほうが、時間の節約になると思います。

被告代理人　〔証人の書かれた〕意見書に基づいて質問しているので、当然、その中身については理解しているものと考えます。

遠藤裁判長　進行上、〔原告の陳述書が〕番号通り順番に出てるわけじゃないので、すみませんけど、調べるのにまた時間がかかっちゃうので。

神谷代理人　他にもあるのであれば、いまの段階で挙げておいていただいたほうが、〔急に〕準備ができるという状態ではありませんから。

遠藤裁判長　ほかに何番さん、何番さんと。〔しばらく時間が経過〕

黒坂　すみません。ご質問、この三一五番さんに関して、どういう質問だったでしょうか？

被告代理人　もう一回、質問します。たとえば、原告番号三一五番さんのような、一九八〇年代生まれの若い世代で、二十歳になってからお母さまからハンセン病であることを打ち明けられたという方が、意見書では触れられているんですけれども、この方は、お母さんから病気を打ち明けられるまではハンセン病のことをよく知らず、ハンセン病にたいする差別があったことについても知らなかったということですか？

黒坂　お答えします。彼女にとっては、その時点までは、他人事《たにんごと》だったわけですよ。べつに、よく考えなくてもいい。よく知らない。そういう状態だったんです。ところが、この事例が大事なのは、

被告代理人　わたしの質問は、知らなかったか知ってたかという点なんですけども、先生はどういうふ

うに認識をされていますか？

黒坂　この事例で大事なのは、知った途端に、

被告代理人　わたしの質問に答えてください。

徳田代理人　質問がおかしいんじゃないですか。そのときに〔母親から〕言われたんだから、〔それまで〕知らなかったことは当然でしょ。論理的に、あなたは〔自明なことを〕繰り返しているだけです。二十歳のときに初めて聞いたというんだから、それまで知らなかったでしょ、というのは、論理的に当然で、質問になってないんじゃないか。

被告代理人　質問はしていて。先生のお答えを訊いているという感じなんですけど。

黒坂　ですから、言っているのは、そのことを知るまでは他人事であって、注意を払っていない、ということです。重要なのは、知ったときに、

遠藤裁判長　質問の趣旨にのっとったところを答えてください。

黒坂　ごめんなさい。

被告代理人　さきほどのご証言のなかでも出ましたが、旦那さんに「ハンセン病の家族がいるよ」ということを話したところ、それが理由で離婚につながったという方もいらっしゃるということでしたが、その方々というのは、自分が実際に離婚を体験するまでは、ハンセン病にたいする差別の意識がいままでも存在しているということについては、認識をしていなかったということですか？

神谷代理人　異議があるんですが。陳述書の中身の真偽を問うているんですか？

被告代理人　いえ、先生の認識を。聞き取りをされて、先生がどういうふうに、

神谷代理人　いや、陳述書は、〔証人は直接〕聞き取りをされていないので、

遠藤裁判長　三一五番の陳述書を読んで、

神谷代理人　読んだ上で、ですよね。ですから、

被告代理人　いまの質問は、さきほど主尋問に出てきたエピソードについて訊いています。

神谷代理人　陳述書に書かれている事実を前提に、これを評価するということを、証人は証言しているわけです。中身の真偽を問うているのか、それを前提としての評価の問題を言っているのか、そこは明らかにしていただかないと、

遠藤裁判長　事実を、他の裏から訊いているだけですね。〔質問を〕どうぞ。

被告代理人　さきほど、先生のご証言でもありましたけれども、意見書でも触れられている部分ではあるんですが、旦那さんに自分にハンセン病患者の家族がいるということを話したところ、それがきっかけで離婚につながった方もいると、そういったお話をさきほどされていたと思うんですが、この原告たちというのは、実際に自分が離婚を体験するまで、旦那さんに話して思わぬ反応を受けるまでは、ハンセン病にたいするそういった差別意識というものが、いまでもそこまで強く残っているんだということについては、それまではあんまり認識していなかったというお話なんでしょうか？

黒坂　認識していなかったという話です。そして、大事なのは、

被告代理人　そこまででいいです。

黒坂　どうしてですか？

遠藤裁判長　質問に答えてもらうのが反対尋問なので、〔質問の〕趣旨を理解して答えてもらえば、それで終わりなんですよ。

黒坂　そうなんですね。

被告代理人　さきほど、証人も、この裁判が始まるまで、いまでもそのような結婚差別があるということは認識していなかった、というふうに証言されていましたね？

黒坂　はい。

被告代理人　証人の認識もそういうものだったということですか？

黒坂　さきほども言いましたけれども、被差別の体験を受けた方々、それを言えません。

被告代理人　先生のご認識を訊いているので、それについて答えてください。

黒坂　はい、そうです。

被告代理人　そういった話からすると、そういった原告さん方の周辺や、それから、証人の周辺では、少なくともハンセン病やその家族にたいする差別というものが存在するということを意識するような環境、いまでもそれが存在するということを意識するような環境ではなかったんじゃないか、というふうに思われるんですが、ハンセン病やその家族にたいする偏見差別の程度というものは、ハンセン病隔離政策が実施されていた時期や、これが廃止された時、その直後の状況と今とでは、変化があるのではないですか？

黒坂　前半の部分に異議があるというか、実際に結婚差別の事例は起きてますよね。なんで、身の周りに差別意識がないなんて言えるのでしょうか?

被告代理人　証人は、少なくとも、そういった差別がいまでも起きているというのは、この訴訟が起きて、実際、原告の方から聞くまでは、認識されていなかったというお話なわけですね?

黒坂　わたし自身は、ハンセン病〔問題〕の当事者ではないですから、わたしの身の周りに排除の意識が直接現れるなんていうことは、ないわけですよ。そうではなくて、当事者の、

遠藤裁判長　いまの被告側の問題意識は、先生が体験されて、聞かれている話、エピソードがいくつもありますよね。その話から、どうして社会全体にこういうカテゴリーが形成されるという、普遍性にどうして発展するのか、というところの問題意識じゃないかなと思うんです。

黒坂　個々の体験というのは、具体的事象なんですね。わたしたち社会学者は、これだけ、人々の相互行為のあいだで、ずっとここに書いていますけれども、このカテゴリーの人たちが排除の対象にされる、そういうものであるということ、そういう用法が、そのカテゴリーに関しては成立しているということを、みんなわかっているんです。それ、べつに、差別行為を実際にやる人だけじゃなくて、結婚の場面で「じつは、わたしは身内にハンセン病の家族がいます」ということが、意味が了解されるという時点で、その用法がわれわれに共有されているというか、その用法が成立している、社会として。という説明をします。

遠藤裁判長　そうなると、さきほど、そういう理解のないまま、〝ハンセン病〟という言葉を〔使って〕、

「うちの身内にハンセン病だった人がいる」と言うことと矛盾しませんか、という質問だと思いますね。

黒坂 もう一度、お願いします。

遠藤裁判長 だから、みんなが、一億二千万人みんなが、ハンセン病についてそういう差別意識、差別されるものだ〔という〕偏見的な知識があるものだとすれば、誰もが、「自分の親族に、じつは、ハンセン病〔に罹った人〕がいる」と言うときには、それなりの覚悟をもって話しているはずだ、と。でも、そうじゃない〔かたちで〕話をしている人もいるんじゃないですか、と。

黒坂 あああ、わかりました。もちろん、現実〔は〕すごく多様ですから。とくにハンセン病の家庭で育った方について、そういうふうにはならないということはあります。ただ、やはり、全体の傾向としてというか、そういう用法が成立をしている。「ハンセン病の患者が身内なんだけども、結婚して大丈夫ですか?」という言い方が成立しているということであったり。もう一つは、この人たちの若さというのか、社会化の過程というか、その用法を学習していく過程、若い人たちは、やはり年齢の効果というんですか、その用法を学んでいくという——これは悪いほうでの学びになってしまいますけれども、このハンセン病家族というのはそういう対象にされる、そういうカテゴリーなんだということを、悪いほうに学んでしまう。そういう経過を、社会化の過程といいますか、たどるということなんですね。若い人たちには共有が薄いというのはそういうことで、年をとるごとに、そういう用法が成立しているんだということが強まるというのは、年齢の効果としてあるということです。

〔こういうお答えで〕大丈夫ですか?

遠藤裁判長　じゃ、たとえば、一〇代の世代〔だけ〕の社会が構成されているとしたら、一〇代の社会ではそんなことはないけども、それが四〇代のまとまりの社会として考えたら、それが形成されているとか？

黒坂　それは、そういうふうにはならないですね。子ども同士のあいだで、さっきも言いましたけど、「バイ菌」とかそういう言葉で〔いじめが起きている〕。そういう〔言葉の〕使い方をするのって、家庭の中で、やはり教えられるということがあるわけですから。それは、乱暴には〔議論〕できないです、やっぱり。丁寧に見ていかなくちゃいけないですけれども、全体の傾向として、差別の意識みたいなものが、年寄りというか上の世代には強く現れるというのは、いろんな差別で言えるんじゃないでしょうか。

遠藤裁判長　それを検証する、疫学というか、暗数的なとか、そういう手法というのは、社会学にはないんですか？

黒坂　ちょっと、すいません。疫学？

遠藤裁判長　いろいろ、そういう例を抽出して、だから、みんなもそうなんだという、こういう意識が、こういう社会が、あるんだという。

黒坂　そういう方向に引っ張られていくということです。だって、それが成立してなければ、誰かがそれを言ったときに、「それは、おかしいでしょ」という言葉が絶対出てくるんですよ。「そんなの、意味がわかりません」と言ったりするわけです。「なんで、そんなこと言うの？」って言う人が現れるわけです。でも、これだけの人たちが〔その用法を共有してしまっていて〕そういう排除が成立してしまって

いるということなんです、〔わたしが〕問題にしたいのは。だから、積極的に、

遠藤裁判長　あの、被告側の今回の準備書面とか見ていると、「もう中学校でちゃんと教育できている」とか、そういう話もあるので、そういう回答とか、そういう社会全体だというのも、なんか、ちょっと違うのかなと思って、ついつい訊いちゃったんですけど、そういうところは感じられることはありますか？　教育がされて、こういう人たちはこうだけど、とか。

黒坂　教育がされて、とは？

遠藤裁判長　だから、中学校教育のなかに取り込んでいるとか、今回、被告側の準備書面で書いてあるので、ちょっと聞いてみたのですけども。それと社会全体との関係がわからなくなったので。

黒坂　〔偏見をなくそうとする〕努力、とくに、その当事者の方々の語りを聞くとか、そういった取り組みはなされています。ただ、今回、こんな差別が起きてるよということで、あらためて確信としてもったのは、〔そういう取り組みが〕弱い、と。社会全体を変えるとこまで来ていない。だって、〔差別が〕起きているんだもん。そういうことです。努力はあるでしょう〔けれども〕。

遠藤裁判長　いまの話だと、一人が「ハンセン病、それって問題じゃないか」と言うと、みんなが、まわりの百人が、迎合というか、声を一緒にして、「そうだ、そうだ」と言う、そういう社会がまだ日本には全体としてある、と。そういうことをおっしゃりたいのかな？

黒坂　そう。あるいは、傍観者ですね。そんなのはたいした問題じゃない、と。そして、当事者の側も声を上げられない。そういう被害に遭ったときに。

遠藤裁判長　一人が言うと、百人が「そうだ、そうだ」とは言わないけども、黙っちゃう？

黒坂　放置している。

遠藤裁判長　二、三人が「そうだ、そうだ」と言って、まわりの人は黙っちゃう、と。そういう社会が、いま、あるんじゃないか、ということを言いたいのですかね、先生は？

黒坂　傍観者が、そういう差別を成立させる一つの要因だということです。

徳田代理人　裁判長。被告代理人の質問から、だいぶ、こう〔ずれてきてます〕（笑）。被告代理人の質問を続けて、あとで〔裁判長の〕補充質問で〔なさってください〕。

被告代理人　質問を変えます。証人が意見書のなかで説明されている四つのカテゴリーについて伺います。本訴訟の原告ら、ハンセン病患者の家族のみなさまですけど、その被害の態様というのは、意見書に記載された四つのカテゴリーのいずれか、あるいは、そのうちのいくつかに当てはまる、ということでいいですか？

黒坂　わたしが〔原告らの陳述書を〕読ませてもらって整理すると、ああいうふうな整理になったということです。

被告代理人　証人は、ハンセン病患者の家族の体験は、「本人の認識の有無」と「周囲の認識の有無」によって四つに分けられるというふうにされているんですが、なぜ、「本人の認識の有無」と「周囲の認識の有無」という、この二つを基準として分類するのが適当だというふうに考えたのでしょうか？

黒坂　差別の被害というものは「本人の認識の有無」によらない、ということを示すのには、いい形かなど思いました。

被告代理人　ハンセン病患者の家族の方の体験を分類するとき、その検討をするときに、ほかに考えた基準などはありますか？

黒坂　あれがベストだと思いました、あの時点で。

被告代理人　なにか、べつに検討された分類などはありますか？

黒坂　たとえばですね、それこそ、時代区分によってとか、立場の違い、「入所者の子」「退所者の子」ということで、なにか、きれいに分類できるかなというふうな、そういうふうに説明がきれいにいけば、すごく素敵ですけれども、やはり、個々の体験を見ますと、そんなことはきれいにいかない。それが現実だというふうに思いました。

被告代理人　意見書によると、ハンセン病患者の家族の被害というのは、「周囲の認識の有無」と「本人の自覚の有無」によって、〈直接的な被差別体験〉、それから〈生き方の選択肢の制限〉、それから〈差別に無力なまま対処できない〉、それから〈歴史性の剥奪〉という四つのカテゴリーに分けられるとありますが、これらの各カテゴリーにおいて観念されている体験自体、その内容は、それぞれ異なるものですね？

黒坂　多様です。

被告代理人　ハンセン病患者の家族の多くは、これらのうち、複数のカテゴリーを体験するということなんですが、全員の方がすべてのカテゴリーを体験するということはないですね？

黒坂　全員がすべてのカテゴリーを体験する？　ちょっと、いま、俄《にわ》かには、「ない」というふうに言うのは難しいですね。

被告代理人　たとえば、この分類によると、家族にハンセン病患者がいることを幼少時から認識されていた方については、「本人の自覚なし」という理由から生じる被害、つまり、出来事の意味や理由がわからなくて、それに対処できないということによって生じる、〈差別に無力なまま対処できない〉、それから〈歴史性の剥奪〉という、そういった被害として括られているものについて、実際にそれを体験するということはないですね？

黒坂　もう一度、言ってください。

被告代理人　先生が分類された形によると、家族にハンセン病患者がいるんだということを小さい頃から認識されていた方というのは、本人に自覚があるわけですから、本人に自覚がないという理由から生じる被害については体験されていない、ということでいいですか？

黒坂　その場合には、そうはならないということでしょうね。

被告代理人　では、〈差別に無力なまま対処できない〉とか〈歴史性の剥奪〉というふうに先生が呼ばれているような被害については、自覚がある方については生じていないということですね？

黒坂　ただ、最初は、そういう認識、自覚がないというところから、途中で自覚をするようになったという、こちらの経過というのは当然生じるわけですから。

被告代理人　わたしが訊いているのは、小さい頃からそれを認識されていた方についてです。

黒坂　ああ、そうですね。

被告代理人　そうすると、証人の分析を前提とする場合に、一言でハンセン病患者の家族であるといっても、それぞれが受ける被害というのは、その人がどのカテゴリーを体験したか、また、いくつのカテゴリーを体験したかによって、異なるということになると思うんですけども、ハンセン病患者の家族のみなさんに共通して生じている被害というものは、あるんでしょうか?

黒坂　個々の体験というのは、おっしゃるように多様で、さまざまなものがあるんですね。わたしの整理はですね、これは具体的な事象である。これに共通するのは、もうずっと言っているカテゴリーの成立、そういう用法が成立している。そのことが原因で、それぞれが起きている。これは共通したものです、ということを言っているんです。

被告代理人　証人のお考えというのは、社会学的な考え方によると、マイノリティの地位に立たされるという、そういったことが被害になるという、それが社会学的に考えたときに被害と言えるものだという、そういうことですね?

黒坂　そうです。

被告代理人　原告さん全員が共通して体験している事象というものは、先生が聞き取りをしたなかでは、あるんでしょうか?

黒坂　共通しているものは、やはり、カテゴリーに位置づけられるということが共通している。

被告代理人　〔共通している〕事象はあるか、という質問なんですけども。

黒坂　事象はひじょうに多様である、ということです。

被告代理人　全員が共通して体験している事象というものは、ない、ということですね？

黒坂　この被差別カテゴリーに位置づけられるということが、共通している、ということです。

被告代理人　ハンセン病患者の家族であることについて自覚をしている方の体験について、伺います。ハンセン病患者の家族であることについて自覚をしている人というのは、差別を受けるかもしれないという心理的負荷や心配が、その人の行動や生き方の選択、具体的には友人との付き合いや結婚、それから就職、親族との付き合いなどと思うんですが、こうしたものを制限する場合があるというふうにお話されていましたね？

黒坂　はい。

被告代理人　これは、ハンセン病患者の家族であることについて自覚をしている人全員に、共通して生じることですか？

黒坂　それは、人によって程度はさまざまである、というふうに言えると思います。個人によって戦略は異なります。社会の側から付与されてくる、これは現実としてあるマイナスの価値付けに対抗していくために、そうではないんだと、誇りをもって生きていく。そういったかたちで、それに負けないんだというかたちで、その内面化に抵抗していくというか、ご本人の努力で、そういったかたちで生きてこられた方々、いらっしゃいます。

被告代理人　たとえば、結婚について考えてみたんですが、証人が聴取されたなかには、差別を受けるかもしれないという心理的負荷や心配から、結婚しないという選択をされた方もいますが、恋愛結婚をされてる方もいますよね？

黒坂　はい、います。

被告代理人　また、配偶者や家族にたいして、自分の親族にハンセン病患者がいることについて、ずっといまでも秘密にしておられる方もいれば、すでにお話になられている方もいますね？

黒坂　はい。

被告代理人　また、たとえば、当初は、配偶者やその親族にたいして、自分の親族にハンセン病の患者がいるということについて打ち明けることをためらっていたんだけれども、その後、これを打ち明けたという方もいますね？

黒坂　いますね。

被告代理人　ハンセン病患者の家族であることを自覚している方々が、先生がおっしゃるように、自分の行動に制約をかけてしまう傾向があるとしても、その程度というのは、それぞれの方で異なるということですね？

黒坂　表れはさまざまである、ということです。

被告代理人　たとえば、昔、ハンセン病患者さんの家族であることを理由に差別を受けた方と、それから、周囲にハンセン病患者にたいする理解があって、具体的な差別を受けたことがない人、あるいは、そういったことを周囲で見たことがない人という、そういった人のあいだでは、

黒坂　もう一回、言ってもらっていいですか。

被告代理人　たとえば、昔、ハンセン病患者の家族であることを理由に、実際に自分が差別を受けたという方と、それから、周囲に病気にたいする理解があって、具体的な差別などは体験したことがなかった方というのは、その人たちのあいだでは、自分の行動にどういったふうに制限をかけるか、その程度には差があるのではないですか？

黒坂　表れは多様だというふうに、まずは、お答えするんですが。後者のケースについて、いまおっしゃった言い方ですと、もうまったくなんにも気にしなくって、オープンにしてるというふうなケース、というふうに聞こえるんですけども、ほんとになんの心配もなくオープンにできている……、わたしが聞き取りをしたケースでは、「自分は自分の親が病気だということをオープンにしているよ。だけど——これは本に載せたケースですけれども——、この本には自分の本名を載せないでください」と言った方がいます。自分の子どもに被害が及ぶのではないかという怯えがあるからです。そこから考えても、まったくほんとうになんの心配もなくオープンにしているというケースを、いまのわたしでは、俄かには想定できないというのが正直なところです。

被告代理人　以前は自分の行動や決断に制約をかけていたけれども、いまはそうではないという、もしくは、程度がすこし弱まったという方もいらっしゃるのではないですか？

黒坂　それは、ご自身の、まさに努力というか、この差別と、やはり闘っていくんだという決意のなかで、たとえば黄光男《ファングァンナム》さんもそうですね、わたしの本に載せたときには仮名でした。自分がそうであるということを公にするということを躊躇されましたが、彼自身の決意のなかで、この差別に、やはり声をあげるんだという決意のなかで、隠すということをやめるということをされた方々が、たしかにいます。

被告代理人 質問を変えます。意見書のなかで説明されている心理的負荷や生き方の制限というものは、ハンセン病患者の家族であることを自覚するまでは生じないものですね？

黒坂 もう一度。すみません、ちょっと緊張しています。

被告代理人 先生の意見書のなかで説明をされている心理的負荷や生き方の制限というものは、ハンセン病患者の家族であるということを自覚するまでは生じないものですよね？

黒坂 いや、そんなことはないです。あの図は、たしかに〔書き方が〕悪かったかもしれませんが、たとえば、今日のお話のなかで出てきた、お父さんが三歳のときにハンセン病療養所に入所させられて、それを知らないで。まさに自覚してないです。そのあいだに、いろいろつらい目に遭っていたという方なんですけれども。自覚してないケースですよね。自覚していなくて、具体的な排除の体験があるわけです。その場合に、まず、一般的な人間の信頼というのを彼女は奪われています。それも、たしかに、あの図式のなかでは載せてませんけれども、それもやはり〈心理的負荷〉ですね。何が原因で自分はこんな目に遭っているかわからない状況に置かれている。そして、自分はもう、人間不信に置かれる。愛情というものがわからない。そういうふうに育ってきたというんですね。あの図のなかには載せきれてませんけれども、やはり、〈心理的負荷〉というか、精神的な影響の一つに挙げられますし、そして彼女はですね、親戚の中で育てられるなかで、中卒なんですね。彼女自身も、人間不信のなかで、学校になかなか行かないということもありましたけれども、親戚からは「おまえにやる学費はない」というふうに言われて、高校進学はできなかった。そういう客観的状況のなかで、本人の自覚の有無とは別の、客観的条件のなかで、ご本人の人生の選択肢が制限されるということが発生するということがあります。これはもう、起こることなんです。

被告代理人　そうすると、さきほど先生が意見書のなかで説明されている以外にも、心理的負荷や生き方の制限というものが生じることがあって、それは、ハンセン病患者の家族であることを認識していなくてもありうる、ということなんですか？

黒坂　いまは、そういう認識になっています。

被告代理人　この訴訟に参加されている原告さんは、みな、いずれかの段階で、自分がハンセン病患者の家族であることを自覚されていると思いますが、この訴訟に至ってからこれを自覚するに至った方と、ずっとその認識を持っていた方とでは、これまで送ってきた人生の選択における心理的負荷とか生き方の制限というのは、程度は同じではないですね？

黒坂　これは、どうやって比べるんでしょうか。比べ方が、わたしにはわかりません。

被告代理人　時間的に、心理的な負荷をずっと抱えてきた時間は、違いますね？

黒坂　今日のお話のなかでも紹介しましたけれども、自覚がなくて、でも小さいときに、なんでかわからないけども、「伝染病」といじめられる。そういう被害を〝軽い〟というふうに見るということですか？

被告代理人　軽いではなくて、個々によって、いつ知ったかによって、その程度というのは変わりませんか、という質問です。

黒坂　重いか軽いか、という意味ですよね、その程度って？

被告代理人　人によって違いませんか、という質問です。

黒坂　表れ方は一人ひとりで違うというのは、ずっと言っていることです。

被告代理人　さきほど先生の証言のなかで、家族関係の形成についての部分なんですけども、幼少時に親が隔離され、収容されて、別離したケースについての証言がありました。それから、患者さんが退所したあとに生まれた原告さんもいますというお話がありましたが、この二つのケースを比べたときに、家族関係の形成の障害の態様というのは、それぞれ異なっているという証言があったと理解したんですが、それはそうですね？

黒坂　はい。

被告代理人　それから、ハンセン病が伝染病であることによって、そういったことが刷り込まれたことによって、家族の間に壁ができてしまうケースもあるという証言をされていましたが、陳述書のなかには、家族の中で、そのような体験がまったくない、書かれていない方もいるんですが、先生が聞き取りをされたなかで、そういった悲しい体験をされてない方というのは、いらっしゃるんですか？

黒坂　それも、表れ方は多様であるということが正しいんでしょうね。

被告代理人　証人は、ハンセン病は患者の隔離が必要なほど感染力の強い病気であるという認識が、ハンセン病患者やその家族にたいする差別につながっていたと考えておられるわけですね？

黒坂　はい。

被告代理人　ハンセン病患者やその家族にたいする差別は、今も存在するというふうに証言されていますが、ハンセン病が患者の隔離が必要なほど感染力が強い病気であるという認識については、今、まだ、変化はない、というふうに考えていらっしゃいますか？

黒坂　認識というのは、社会の側の認識ですか？

被告代理人　はい。

黒坂　これは、さきほども言いましたように、いろんな、とくに当事者の方々の努力がされています。そのなかで、軽減は、もしかするとされていることはあるかもしれませんが——ずっと言っていることです、これ——、差別行為を成立させない、そういう差別が起こらないというところまでは、まだまだ至ってない、〔啓発の効果は〕弱い、ということを言っています。

被告代理人　「弱い」というふうにご証言されましたが、実際、変化はあるんでしょうか？

黒坂　それは何によって計るんですか？

被告代理人　先生の感じておられるところを聞かせてください。

黒坂　わたしがやはり重大視しているのは、もうほんとうに、つい最近〔差別が〕起きてるし、いまなおそれが起きている現実があるということを、わたしは重視しています。

遠藤裁判長　いまの質問は、調査を、たとえば平成一〇年にいっぺんやって、〔平成〕二〇年にいっぺんやって、そのあいだの期間、時期的な違いからの変化があるか、という質問だと思うので、そういう調査はしてませんというのだったら、「してない」と〔答えてもらえばいい〕。

黒坂　わたし、やっぱり、聞き取りの手法自体が、お一人おひとりから丁寧に聞いていく。そしてそれを、蓄積していくという方法ですので、一気に全体状況をバッと把握して、それを一〇年後と比較するという手法じゃないもんですから、ちょっと、それはお答えできないということになります。

被告代理人　終わります。

3　追加主尋問——現在も続く差別

徳田代理人　じゃ、原告ら代理人の徳田から。

さきほどのお話で、昨年、お母さんがハンセン病療養所に入所していたということが原因で、離婚したケースがあるという話をされましたね。

黒坂　はい。

徳田代理人　その方、原告番号三三〇番の方の、お母さんの陳述書〔を見ますと〕、そのことがわかって実家に帰ったお嫁さんのうちに行って、「土下座をして謝った」という記述があるんです。さきほどから証人は、ハンセン病にたいする差別というのは、現在もあるんだと言われましたけれども、この方の陳述書を読むと、母親がハンセン病であるということを隠して結婚したことを〝土下座〟して謝らなければいけないという状況があるように見えるんですけど、差別が現在もあるんだということと、この土下座して謝るということ、どういう関係にあるんでしょうか?

黒坂　非対称性、対等ではない、というふうに言いましたけども、立ち位置自体がもう、おかしいですよね。結婚した二人〔のうちの片方〕が、謝らなければならない。土下座して謝る。言わないで結婚したことを土下座して謝らなければならない。そういう強烈な非対称性というものが表れている。それは、差別から身を守るためには、言ってはならないことなんだけれども、他方、同時にですね、言わないで結婚すると、それは罪悪感になる。それが露顕したときには、まさに、おっしゃったように土下座をしなければならないような、そういうものとして、当事者たちに受け止められている。この重みはあると思います。

徳田代理人　わたしたちは、この裁判を、憲法十三条に照らして進めているんですけど、憲法十三条というのは、すべての人が「個人として尊重される」と書いてあって、だれもが「自由及び幸福を追求する権利」を最大限に保障されるというふうに書いてあります。さきほど、社会学的に、差別というのは、社会的マイノリティに帰属させられることによって生じる。これが社会学的な理解なんですね。

黒坂　はい。

徳田代理人　そういう位置に置かれているということを認識するということと、この憲法十三条が保障している、すべて人が個人として尊重される、自由や幸福を追求する権利は最大限尊重される。この規定との関係は、どんなふうに理解すればいいですか？

黒坂 わたしの理解では、それは同じことを言っているというふうに理解しています。

徳田代理人 先生の言葉で〈心理的負荷〉という、そういう言葉が出てくるんですけど、これを前提として、人間としての尊厳を踏みにじられる、そういうふうにお聞きしてもいいですか？

黒坂 はい、まさしく、そのとおりだと思います。

4 裁判官補充尋問——偏見差別を除去する義務

裁判官伊藤佑貴 裁判官の伊藤からお訊きします。

意見書で、四つのパターンを書いていただいて、「本人の自覚なし」のパターンについては、〈出来事の意味や理由がわからない〉ということをお書きになっていますね。

黒坂 はい。

伊藤裁判官 周囲の認識があって自覚がない場合、なんだかわからないけれども、なんか違った扱いをされる。そういった意味で出来事を理解するのかなと思うんですが、他方で、周囲の認識もないし、本人の自覚もない場合、この場合、出来事って、何がそれに当たるんでしょうか？

黒坂 これは、ちょっと想定しているのは、自分が実母、実父ではないところで育てられているという事実。これについて、なんで、自分がそういうところにいるのか。何度も言及して悪いですけれども、黄さんの場合に、本当のお父さんとかお母さんはどこにいるんだろうかとか、そもそも、自分がここにいるということ、そもそも、自分のルーツというのは何だったのかということが、わからない状況に置かれている。自分の存在自体が何か、本人にたどる手だてすら奪われてしまっている。いちばんひどい事態では、そういうことを想定して、そこでは書いています。

伊藤裁判官 それは〈歴史性の剥奪〉ということですか？

黒坂 はい。

伊藤裁判官 意見書で図を二つ書いてもらって、その〈歴史性の剥奪〉というのは、二つ目の図のほうに載せられていると思うんですよね。その前の「図1」によりますと、「周囲の認識なし／自覚なし」で、〈出来事の意味がわからない〉というのが書いてあって、そこは〔説明が〕空欄になっているんですけれども、その後の意見書の記載を踏まえて修正されて、〈歴史性の剥奪〉というのをそこに〔書き入れている〕。その〈歴史性の剥奪〉というのを差し引いたときに、抽象的な、架空の事例にはなりますけれども、本人も家族にハンセン病の患者がいるということを認識していない。で、周りもまったく認識していない。だからまったく何事もないという、そういうケースも、想定はできるわけですか？

黒坂 わたしがこれを書くときに想定しているケースというのは、おそらく、いちばんひどいというか、深いかたちで〈歴史性の剥奪〉が起こっている場合には、おそらく、ここの裁判の原告にはなっていないであろうと思っています。まさにほんとうに、生まれ育った肉親から完全に引き離されてしまうということです。それによって、周りからそういうまなざしを受けることもないし、自分がどういう家庭で生まれたのかという〔ことを〕本人が知る手だてもない、ということ。

これに関しては、そもそも、自分の立ち位置というものを知る術《すべ》もない、というか。わたしとしては、これも、そういう事態が、やはり、隔離政策とか差別が原因で起きた事態、ということになりますから、これは本人の意思じゃなくてそうなっているということですので、わたしの意見書では、これは被害であるとわたしは位置づけるという、そういう意見になっています。

伊藤裁判官　わかりました。他方で、そこの「周囲の認識なし／自覚なし」の人についても、いつ差別に遭うかわからないリスクを負っている。「薄氷の上を歩く」という表現をされていましたけれども、そういった意味での、社会学的な意味での被害はあると、そういったご意見ですか?

黒坂　そうです。被害という言葉を、わたしは社会学的にしか使えないんですけれども、カテゴリーに位置づけられることによって、いつ、そういう事態が起こるかわからないわけです。だって、それ、自分が操作できないんですよ。周りの側がそういうふうに排除の対象として、ある日、ラベル貼りをしてくるというか、そうなったときに、大変なことが起こる。離婚になってしまう。人生が大きく、ガラッと変わってしまう事態ですよね。そういうことが起きてしまう。ひじょうに危険性があるというか、そういう立ち位置に置かれているということが、これは差別という現象の被害であるというふうに——これは、べつに、わたしが特別に言っていることじゃなくて、オーソドックスな理解である、というふうに思います。

伊藤裁判官　あるカテゴリーに属するということが被害なんだということなんですけれども、このハンセンン病に限らず、歴史的にみて、そのカテゴリーというのは解消されるということは、あるんでしょうか？　あるとしたら、具体的に、もし例があれば教えていただきたいと思うんですが、いかがですか？

黒坂　具体例というのは、ちょっと、ごめんなさい、思い浮かばない。〔差別が克服できたというのは〕どういう状態かというと、ハンセン病の家族であるということは、べつに、その事実自体が悪いんじゃなくって、それが排除の対象として位置づけられるというか、そういう用法が罷り通っているというか、こちらのほうなんですね。あるいは、さっき〔徳田弁護士が〕おっしゃったように、対等でない、なにか許しを得なきゃいけない、そういう用法が成立している、という。すみません、ちょっと、ごっちゃになりましたけれど。

伊藤裁判官　そういう用法が罷り通っているのが問題だと？

黒坂　ハンセン病家族だってことを言ったって、べつに、排除の対象にはならないし、ご本人たちも、なんにも気にしないで言える。「じつは、自分の父ちゃん、こういう病気だったんだよね」「そうか、そうか」みたいな感じで、なんの心配もなく言える。こういう状態が、差別がない状態。

伊藤裁判官　かつて、そういった排除の対象になっていたものが、解消されたという例、もし、なにかあれば、例を挙げてもらうと、イメージが湧きやすいかなという気がしたんですけど。ちょっとわからないですかね？

黒坂　あるかな？　ちょっと、すいません。わたしも、いま、緊張してたりするもんですから。

伊藤裁判官　その排除の対象になっているという、そういうことをなくすために、社会はどうすればいいいんでしょうか?

黒坂　これは大変な質問をいただいた、と思います。〔傍聴席、どよめき〕

伊藤裁判官　あるいは、まぁ、国のほうが、ということでも、いいですけど。

黒坂　これは、わたしも大学で教育を担っている側ですけれども、ほんとに、差別のない社会ということの取り組みを、この現実を知っているわたしたち自身がやっていく、ということでしかない。地道にやっていく、ということしかない。あとは、やはり、国が何をやるのか。それは大きいことですから、きちんと、こういう差別は、やはり、よろしくないというか、たとえば、差別を禁止をするような法律を作るとか、そういったことも挙げられるかもしれませんし、あるいは、そういう取り組みを行政のほうから仕掛けていくとか、いろいろ、地道にやっていく、ということかもしれません。

裁判官鹿田あゆみ　では、裁判官の鹿田から質問させていただきます。

さきほど、伊藤裁判官からも質問があったんですけれども、証人が分類をされているパターンのなかで、周囲の認識もなく、ご本人もハンセン病患者〔の家族〕であると、現在も自覚がない方、というところについて、先生が想定されているのは、肉親からまったく引き離されている方、そういうことを想定されているということですけれども、それは〈歴史性の剥奪〉というお話をされているかと思いますけれども、親子関係というところに限られるものなのか、それとも、きょうだいであったりとか、甥、姪、そういったところでもありうるのか、そのあたりはどのようにお考えなのですか?

黒坂　これは、ハンセン病回復者の方々からお話を聞いていて、長い、それこそ六〇年とか七〇年とか、自分は療養所に隔離され、いまもその生活をしている。自分のふるさとのほうでは、もう世代が新しくなっていると。そして、生まれている甥や姪、かれらが生まれる前に自分はこっちに来ちゃった。自分の存在というのは、まさに「秘密」というキーワードが今日ありましたけれども、自分の存在というのは、その家の中で語られていないために、新しく生まれた甥や姪には、自分の存在そのものが知らされていない、ということが、これは回復者の側からのお話として聞くんですね。そういう意味ではやはり、甥、姪とか、祖父と孫かもしれませんけれども、そのあいだで、そういう親族関係があるよということが、認識を、そもそもされていないということって、起きるんですね。

これは、ある集会で、家族の問題の集会で、たまたま、そのとき入ってきてくれた方のケースを少しお話させてください。家族の問題を話をしているときに、初めて来た方ですから、少し自分の話をしてくれたんですね。自分は、そういうオジがいるということを知らなかったんだけれども、なぜか、自分の母親が毎晩仏壇にむかって、誰かの名前を、知らない人の名前を言っている。「なになに、おやすみ」「なになに、ごめんね」って、なにか言っているのを聞いてるんですね。で、何のことを言っているのかなと、その方は思っていたんだけれども、ある段階で、自分のオジさん、母親の兄弟が療養所に入所していて、亡くなった後になって、自分はその事実を知った。入所させられていたオジさんが書いたものを読むと、「ほんとに孤独でさみしかった」という文章を残している。「自分は、じつは、その療養所からそう遠くないところに住んでいて、もし、オジさんが存命の間にこれを知っていれば、自分は、オジさんに会いに行って、そんなさびしい思いをさせなかったのに」と言って、涙をこぼされました。たとえば、このケースも、もう、取り戻せないわけですよ。ありえたであろうオジさんとの関係というものを。やはり、彼女の涙というのは、そういうものとして、奪われたものとして、理解できると思います。

鹿田裁判官　先生が、ここで、そういった社会学的被害というふうに想定されているものは、そういった親族の関係において、ハンセン病患者がいないことになっている、

黒坂　存在しない状態になっている。

鹿田裁判官　そういったことがもう、被害なんだと？

黒坂　そうです、そうです。

鹿田裁判官　そういったところも、この〈歴史性の剥奪〉というところでおっしゃっていることで、いいですか？

黒坂　はい。もう一ケースだけ。これ、自分のおじいさんが療養所に入っていたということを、ずうっと知らなかったんですね。ある女性ですけれども。で、母方の親戚付き合いはあるし、〔母方には〕おじいちゃん、おばあちゃん、いるんだけれども、なぜか、父方は、おじいちゃんの存在がない、お墓もない、という状態で来てた。おかしいな。でも、そういう状態。ある段階で、ああ、自分のおじいちゃんは、療養所に入っていたのか〔と知る〕。そういう状態が、たとえば長く続いていたとかって、そういうことを想定というか、含めて、です。

鹿田裁判官　あと、さきほど、証人がおっしゃられているマイノリティとして位置づけられているなか

には、被差別部落の話であったりとか、在日の方々の話というのがあるんですけれども、現状において、在日の方が置かれている現状と、被差別部落の方が置かれている現状と、ハンセン病の家族の方が置かれている状況というのは、違う、と認識されているのか、いかがなんでしょうか?

黒坂　さまざまな違いというのは、もちろんあると思うんですけれども、いま、わたしがここで、パッと思い浮かんだのは、当事者の会というか、当事者のつながりが、いままでずうっとなかった。ほとんどなかった。「れんげ草の会」という、小さな会はありましたけれども、それ、ほんとに、これ一個だけだったわけです。そして、集まる人も、ほんとに全国から、ばらばらなとこから、ほんの十数人が集まる。そういう小さな会として、一生懸命やってきてはいたんだけども、でも、「自分は、じつは、ハンセン病の家族です」というふうに打ち明ける、あるいは、そこに顔を出すことさえ怖いというか、そういう当事者の集まりすら、このハンセン病の家族の問題では、ずうっとなかったんだよな、ということは、一つは、大きくあると思います。

今回の、この裁判に、みんなが、五六八名ですか、立ったということで、やはり、大きく状況が変わった。こういう裁判があるときに顔合わせで集まるから、おんなじ立場の人が、こういうふうに話ができるんだとかですね、そういうひじょうに、それまで孤立していた方々が、同じ立場の人に安心して自分の体験とか思いを、差別される恐怖なく話ができるそういう場所が、この裁判のなかで、はじめて、いろんなところで誕生してきている。これは大きなことだなと思っています。

鹿田裁判官　わたしからは以上です。

遠藤裁判長　さっきの伊藤裁判官の話に出てきた、今後どうすればいいかの話で、先生の意見書のいちばん最後の一七頁から一八頁にかけて、「「家族」の人々の差別への抵抗の契機と、社会変革の可能性は、被差別の当事者同士が語り合うこと」云々と書いてある件《くだり》があるんで、ここの話をされるのかなと思ったんですけれども。ちょっと、ここの脈絡、難しいので、それも合わせて説明していただけますかね。

〔意見書の該当個所を〕示してあげて。

黒坂〔目を通すのに〕ちょっと時間をください。

少しわかりにくい記述をしていたなというふうに反省をしていますけれども、ここでわたしが書きたかったことは、ハンセン病であったということ、あるいは、ハンセン病家族であるということについて、負の価値付けではなくて、「こんなふうにいろんな苦労あったけど、うちの父ちゃん、母ちゃん、頑張って生きてきたよな」。たとえば、ハンセン病に罹って隔離をされて、たしかに、つらい境遇、それは外側から見たら惨めな境遇かもしれないんだけども、療養所の中にいた人々の現実というのは、ひじょうに、そこを生き抜いた方々の豊かさというものがあります。こちらの歴史を、外側からのマイナスの価値付けで見る、そういう見方を続けるんじゃなくって、あっ、こういうふうに、逞しくというのかな、隔離される、差別される、そういう厳しい境遇の中を、こういうふうに生き抜いてきたんだよなという、そういう凄さみたいなものを育んでいく、社会全体のなかに共有していく必要があると、わたしは考えているんですね。その芽吹きみたいなものは、たぶん、当事者の方々が安心して話ができる場所を作っていくこと、あるいは、たいへん、現実としては難しいんだけれども、家族同士のあいだで――どうやったらできるかというのは難しい問題としてはあるんですけれども——お互いの体験というものを共有できるような、そういう場所を作っていくことが、大きな手掛かりになるんじゃないか。負の価値付けを転換していく。排除の対象となるような、そんな存在じゃないよ。この人たちは、ほんとうに頑張って生きてきた。すごい。なんというか、そういう、存在を肯定するような価値付けというものを、まずは、当事者の方々のあいだで共有するところから、おそらくは、社会全体にそれが共有されていく。そういう道筋があるんじゃないか、というふうに考えて、ここの部分は書きました。言葉が足りなくて、すみませんでした。

遠藤裁判長　いえいえ。ありがとうございます。最後に、病歴者が非入所の場合の親族への聴取というのは、先生の今回の意見書のなかには、なんらかのかたちで入っているんでしょうか？

黒坂　非入所？　俄かに、いま、具体的な事例として思い出すのは、鳥取の裁判、高橋〔正典〕さんの事例です。わたしもお会いしたことがある方ですので、思い出されますけれども、彼も、要するに、自分のお母さんがハンセン病だったということが明確にはわからないまま、でも、具体的に、嫌われるとかそういったことは起きているということがありますし、あるいは、彼のケースでも、兄姉《きょうだい》にお母さんのことを押し付けられるというか、あるいは、具体的じゃない言い方かもしれませんけども、親族間での軋轢《あつれき》みたいなことは、高橋さんのケースでも起きている。非入所のケースも、ここには含まれるであろう、というふうに考えています。

遠藤裁判長　あと、よろしいですかね。はい。ご苦労さまです。尋問を終わります。どうも長いあいだ、ありがとうございました。

黒坂　ありがとうございました。［傍聴席、拍手］

追記——証人尋問の前後で

二〇一七年一二月四日「証拠調べ」当日、午後一時からの「門前集会」での挨拶で、弁護団共同代表の徳田靖之弁護士は期待感を込めてこう語った。

徳田　みなさん、こんにちは。今日は、この家族訴訟の第七回目の裁判ということになります。この裁判、いよいよ、今日から証拠調べに入ることになります。そのトップバッターとして、東北学院大学の黒坂愛衣先生に、原告たちの被害をわたしたちはどのように捉えればいいのかということを証言していただくことになります。この裁判は、五六八人という多くの原告が、ハンセン病問題の最終的解決をはかるという課題を担って進めていく裁判です。九二歳の原告の方が、つい先ごろ亡くなってしまいました。この裁判は、ほんとうに大きな課題を抱えているわけですけれども、迅速なかたちで判決を勝ち取るということでなければ、これから先、何人も原告の方が命を亡くすかわからないという、そういう裁判でもあります。この裁判が、迅速に判決にまで進めるかどうかは、原告のみなさんの家族被害というものを、裁判所がどのように理解できるのかというところにかかっています。

そういう意味で、今日は、黒坂さんに、原告のみなさんの被害というものを、社会学者として、ほんとに地道に、多くの人たちと会って、一人ひとりからお話を聞いてきた、その経験に基づいて証言していただくことになります。わたしたちは、この黒坂さんの証言を完全なものにするために、このかん、五〇〇通を超える原告の「陳述書」を作成してきました。そうした陳述書を拝見するかぎりにおいて、わたしは、この家族被害というものが現在も進行形である、なおかつ、わたしたちの想像をはるかに超えて深刻なものであるということを実感しました。

昨年、三〇代の原告が、お母さんがハンセン病であったということを理由にして離婚ということになってしまいました。そのことを息子さんから聞いたお母さんは、お嫁さんの実家に行って、土下座をしながら、自分がハンセン病療養所に入所していたという事実を隠していたことを謝ったそうです。それでもなおかつ、離婚ということになってしまいました。当事者であるお母さんが土下座しながら謝らなければいけないというふうなかたちで被害があるということを、わたしたちはどのように受け止めればいいでしょうか。

国は原告のみなさんの被害を一貫して認めようとしていません。今日の黒坂さんの証言をとおして、原告お一人おひとりの被害がいまなお深刻なかたちで、若い世代をも含んで進んでいるということを明らかにしていきたいと思います。どうか多くの人たちは、ともに参加するという気持ちをもって、今日一日をたたかいぬきたいと思います。よろしくお願いいたします（拍手）。

証人尋問は、原告ら代理人による主尋問が七〇分、被告国代理人による反対尋問が五〇分強、原告代理人による追加主尋問、裁判官による補充尋問、と進み、全体では二時間半を超える長丁場となった。夕方の懇親会での席上で、ふたたび徳田弁護士が語る。

徳田　みなさん、こんばんは。今日はお疲れさまでした。疲れましたけど、充実した一日でした。なんというか、正直、娘が試験を受けてるという（笑）、そういう無意識をずっともっていて。他人《ひと》事《ごと》でない、ハラハラドキドキというような感じで、ときどき、〝ウンウン、そうだ〟と、あいづちを打ち続けていました。だから、裁判長がくだらん介入をしたときに、〝おれの娘に、おまえ、くだらんことを訊《き》くな〟と、そういう発言をしてしまったんですけど（笑）。いやあ、もう、ほんとに素晴らしい証言でした（拍手）。

裁判所に訴えたいことっていうのは、われわれ弁護団は黒坂さんに任せたんですね。最後に〔黒坂さんは〕何を言うか。あそこで、あの二つのことを言うというのは、やっぱり、黒坂さんのハンセン病問題にたいする思い入れと感覚のすごさ。すごいなと思います（拍手）。

この裁判は、何のためにやってるか、というふうに突き詰められたんですね。〔それは〕トゲを抜く。つまり、〝おれのせいで、わたしのせいで、家族を苦しめてしまった〟と思っている回復者の人たちの思いと、〝お父さん、お母さん、あるいは兄弟姉妹のせいで、わたしは苦しめられた〟と思っている家族の人たちとのあいだの繋がりを、いかに回復していくかということが、じつをいうと、この裁判でいちばんわたしたちが願っていることであるわけで、その、なんか、トゲみたいなものを、今日、最後のところで黒坂さんが話していただいた。〝ああ、ああ〟と思って、わたしは感激しました。

今日ですね、原告団長の林〔力〕先生は「ぼくは九三だよ。ぼくが生きているあいだに〔勝訴判決を〕取れるんだよね」っていうふうにわたしに言われました。わたしは、ちょうど二〇歳年下なんです。――今日〔閉廷後の〕進行協議で、めちゃくちゃ妥協しました。妥協したっていうのは、「国が、もし、二〇人、三〇人、〔原告本人尋問の候補者を〕申請してきたら、わたしたちが申請してる原告を取り下げる覚悟があります」。こんなことを言ったのは神谷〔誠人弁護士〕なんだけど、わたしは、よくぞ言ってくれたと。わたしたちはこの裁判では、〔原告本人尋問に〕国が誰を選ぼうと、おまえらが思うようなことにはならないよ、と。おまえらが〔被害がないと思い込んで〕選ぶ人こそ、ほんとうの被害だってことを立証してみせる。

とことん真相を解明するんだったら、何年もかかるかもしれないけど、われわれは、生きてこの裁判の解決を見たいという〔高齢の原告の〕思いこそを、いちばん大事にしているわけで、早く解決しなければ意味がない。

そういう意味で、今日の進行協議は、いろいろと、切れたり、怒ったり、なだめすかしたり、お願いしたりということで、なんとか方向性が出たんではないか。〔いや〕間違いなく、流れが取れた〔と言えます〕。

最後に申し上げたいのは、裁判、勝つかどうかというのは、参加してる人たちが、裁判に参加するたびに、こういう裁判に、原告として参加して、あるいは弁護士として参加して、あるいは支援する側で参加して、〝よかったな〟と思えるかどうか。その思いが、参加するたびに、どんどんどんどん大きくなっていくかどうかにかかるんです。今日、七回目になりましたけど、わたしは、この裁判、やってよかったなぁ、と思ってます。どうですか、みなさん（拍手）。これです。これがあるかぎり、わたしたちは、絶対的な勝訴を勝ち取ることができるんです（拍手）。


当日、傍聴席で聞いていた福岡にとっては、被告指定代理人の反対尋問は、ただただしつこいものと聞こえたけれども、いま、あらためて、整理された尋問記録を読み返してみると、専門家証人としての黒坂が、被害の全体像を描き出そうとしているのにたいして、被告側は、ひたすら、〝共通被害〟というものはないのではないか、また、原告らが受けた被害というのは重いものから軽いものまで〝程度の差〟があるのではないか、ということを印象づけようとしたものであったことが、よくわかる。

また、裁判官による補充尋問では、歴史的に偏見差別を解消させた事例があるか、また、どうすれば偏見差別をなくせるか、といった質問がなされた。当日は、裁判官も〝奇特な〟質問をするものだと思っていたが、いまとなっては、国に「偏見差別除去義務」があると認定するかどうかにかかわる質問だったのだなとわかる。そもそも、偏見差別を除去することが不可能なのであれば、国に「偏見差別除去義務」を課することはできない、とされてしまう。――けっこう、怖い質問だったのだ。

なお、被告代理人は反対尋問の後半で、黒坂作成の「意見書」の「図　認識の四パターンと差別による影響」に言及して、〝四つのカテゴリー〟という言い方をしているが、これは適切ではない。「本人の自覚の有無」と「周囲の認識の有無」という二つの変数によって区画される四つの象限は、カテゴリーではなく、パターンである。そして、各パターンに対応する被害の態様としての〈生き方の選択肢の制限〉や〈歴史性の剥奪〉などは、被害の表れの多様性を少しでも理念型化して示すべく案出された用語である。

3

責任論

■ハンセン病家族訴訟「意見書」

福岡安則

二〇一六年一〇月一四日に第一回口頭弁論が始まったハンセン病家族訴訟では、福岡は毎回、熊本地方裁判所の一〇一号法廷に足を運び、傍聴をした。いつもは、ただひたすら黙って聞いているだけであったが、二〇一八年六月一五日の第一一回期日だけは、いつもと違った。午前中二人の原告本人尋問が済んだところで、遠藤浩太郎裁判長が閉廷後の進行協議の場で社会学者としてのわたしの考えを聞きたいと言っているとの伝言を国宗直子弁護士から耳打ちされたのだ。突然の出題は、原告弁護団は「社会の加害集団化」という概念化で事象全体を説明しようとしているが、そのような考え方は社会学的にみて如何か、というものであった。

閉廷後の午後四時すぎ、熊本地裁五階の広い会議室にあがった。そこで初めて、国宗弁護士から、タブレットで「原告ら第一五準備書面」の「まとめ」の一節を見せてもらった。

以上述べてきたように、国は、無らい県運動を通じて、絶対隔離・絶滅政策の一環として、患者及びその血統たる家族をも絶滅することを企図して、癩予防協

> 会や藤楓協会などを通じて、全国的・網羅的に、ハンセン病に対する恐怖を煽り、患者及びその家族に対する差別、偏見を作出、助長し、さらには、皇恩、救癩思想を強調することによって、市民の良心の呵責を除くなどして、社会及びその構成員たる市民を加害集団に仕立て上げ、その結果として、家族にも偏見、差別による深刻な被害を与えてきたのである。（強調は引用者）

裁判長は福岡に意見を求めるにあたり、社会的に注目されている判決を書く立場としては「加害集団」という言葉で事態を説明するのは、いささか〝稚拙〟であって、気に染まない旨の感想を繰り返し口にした。

福岡は二〇分弱、私見を述べた。「加害集団」に替えて提示したのは《集合的意識としての偏見》という概念であった。裁判長は原告弁護団にたいして、福岡の見解を踏まえた「主張の整理」を求め、弁護団は応諾した。

こういう流れで、福岡は、その夏、黒坂と一緒に、種子島、埼玉、東京、沖縄、宮崎、大阪と、家族原告からの聞き取り調査を重ねながらも、「意見書」の執筆に集中し、九月はじめに弁護団に送付した。

もっとも、六月の進行協議の場でのやりとりで、裁判長は、福岡の口頭での説明に〝納得〟している気配を示していたので、意見書はごく簡潔なもので済む予定であったが、あいだに、七月二四日の、広島高裁松江支部でのハンセン病非入所者家族鳥取訴訟の控訴審での〝不当判決〟が出されたこともあって、長文のものとなった。あろうことか、栂村明剛《つがむらあきよし》裁判長は、二〇〇一年の熊本地裁の「らい予防法」違憲国賠訴訟の判決で示された判断――国の隔離政策等によってハンセン病患者にたいする古来のものとは別様の偏見差別が作出され、その後も助長され続けたという判断――を覆《くつがえ》し、国が新たな偏見差別を〝創出〟したりはしていない、古来の偏見差別を〝助長〟したにすぎないという、これ以上ない恣意的な判断を示した。デタラメな判断にせよ、上級審の判断であるということで、完全に論破しておく必要を感じたのだ。

わたしは長年にわたって社会的差別の問題を調査研究してきた社会学者であるが(1)、熊本地方裁判所平成二八年第一〇九号外損害賠償請求事件に関し、原告弁護団より、日本のハンセン病隔離政策が地域住民に与えた影響についての社会学的分析を要請されたので、これまでの研究に基づき、下記のとおり意見を述べる。

文体の問題、もしくは一つのエクスキューズ

具体的な叙述に入る前に、言わずもがなのことかもしれないが、本意見書を綴る文体の問題について一言しておきたい。思わぬことから訴訟というものにかかわるところとなり、法曹人の書いた書面を目にする機会が増えたが、裁判官、弁護士、訟務検事の書くものと、わたしたち社会学者の書くものとでは、文体が異なる。文章を書くときの作法が別物だと言ってよいように思う。

門外漢ゆえ誤解があればお許しいただきたいが、概して法曹人の書くものは、執筆に入る時点では、結論が明確にできており、その結論に向かって、証拠を精査し、適合的なロジック(法理や判例)を援用していくように思われる。そうであればこそ、いわば堅固なとも評しうる目次構成が冒頭に呈示され

1　わたしがこれまで主に手がけてきたのは、日本の部落差別問題、在日コリアン問題、そしてハンセン病問題の社会学的調査である。

うるのであろう。

わたしたち社会学者の執筆スタイルは、法律文書や行政文書とは、そのスタイルを異にする。わたしたち社会学者の目の前にあるのは（その社会学者がフィールドワーカーであれば）、自らが収集してきた膨大なデータである。そのデータとの対話が、これから社会学者が書いていくことを決めていく。その意味では、書き始めの時点で結論が見えているわけではない。あくまで、データの指し示すところに、社会学者は誘《いざな》われてゆくのである。したがって、揺るぎのない目次構成をもって、文章を書いていくというスタイルにはならない。

そのようにして書かれた文章は、法律家のみなさんには読みづらいものに映るであろうが、そのスタイルでないと、社会学者としてのわたしの思考の歩みははなはだ覚束ないものとなってしまう。この意見書も、わたしの流儀で書かせていただくことをお許し願いたい。

ただ、せめて、一段落書き終えたら、その都度、見出しぐらいは付けたい。わたしは、いま、この段落に「文体の問題、もしくは一つのエクスキューズ」との見出しを付けることを決めた。そういう書き方で、結論まで到り着きたい。

「加害集団」という用語法の妥当性

依頼を受けた際、弁護団より「原告ら第一五準備書面」を資料として提供されたので、それについての検討から本意見書を書き出すこととしたい。

同準備書面は「第３　まとめ」において、以下のように述べている。

以上述べてきたように、国は、無らい県運動を通じて、絶対隔離・絶滅政策の一環として、患者及びその血統たる家族をも絶滅することを企図して、癩予防協会や藤楓協会などを通じて、全国的・網羅的に、ハンセン病に対する恐怖を煽り、患者及びその家族に対する差別、偏見を作出、助長し、さらには、皇恩、救癩思想を強調することによって、市民の良心の呵責を除くなどして、社会及びその構成員たる市民を加害集団に仕立て上げ、その結果として、家族にも偏見、差別による深刻な被害を与えてきたのである。（二四頁）

無らい県運動――一九〇七（明治四〇）年制定の「癩予防ニ関スル件」が一九三一（昭和六）年に「癩予防法」に改正されるにおよび、すべてのハンセン病患者の療養所への収容隔離が定められ、官民一体となって展開された運動のこと。

癩予防協会――一九三一年、貞明皇后の「下賜金」などをもとに設立。ハンセン病患者の自宅での治療を認めず、療養所への収容隔離を定めた「癩予防法」の改正を正当化するための世論形成に寄与した。藤楓協会の前身。

藤楓協会――一九五二（昭和二七年）年、貞明皇后の「御遺金」をもとに設立。総裁は高松宮宣仁。癩予防協会の事業を引き継いだ。

わたしは、わが国のハンセン病問題をめぐってのこのような偏見・差別の捉え方に、大筋において異論があるわけではないけれども、「社会及びその構成員たる市民を加害集団に仕立て上げ」（強調は引用者）という規定の仕方には、社会学的にみて、いささか違和感をおぼえる。

社会的差別・迫害をめぐって「加害集団」という言葉遣いがぴったりと当てはまるのは、アメリカのKu Klux Klanであろう。黒人を殺戮《さつりく》してかまわないとするこの組織は、まさに「加害集団」であり、かつ「誓約集団」であると言うことができる。日本の差別・迫害の問題で「加害集団」という用語法が妥当するのは、たとえば、一九二三（大正一二）年の関東大震災のときの「自警団」であろう。朝鮮人にたいする流言蜚語に煽動されて、朝鮮人と見れば虐殺していったのであるから、あの場合も確かに「加害集団」が形成されていたと言えよう。部落差別問題では、一九二五（大正一四）年に群馬県で起きた世良田村事件の場合が、その一例であろう。これは、一九二二（大正一一）年に全国水平社が創立され、各地で被差別部落の人びとが解放をめざす運動に立ち上がった。それにたいする反動として、世良田村の被差別部落が近隣住民によって焼き討ちに遭った事件である。これもまた、組織化された「加害集団」であった。

わが国のハンセン病問題で「加害集団」という言葉を用いるのが相応しい出来事と言えば、一九五三（昭和二八）年から一九五四（昭和二九）年にかけて熊本で起きた黒髪校事件であろう。これは、国立ハンセン病療養所菊池恵楓園の附属保育所「龍田寮」の子どもたち（まさに本訴訟の原告の立場にあたる人たち）の教育を受ける場を、龍田寮内の分教場ではなく、地域の本校への通学によって保障されるべきだと求めたときに、地域の有力者たちによって「黒髪会」が組織され、子どもたちの通学の拒絶のみならず、龍田寮そのものの解散にまで帰結するに至った差別事件であった。明らかに、ここではハンセン病罹患者の子どもたちをターゲットとしての、積極的な排除、差別的加害行為を行なうという意味での「加害集団」が形成されていたと言うことができる(2)。

しかし、わが国におけるハンセン病問題を考察していくときに、社会全体が、あるいは国民全員が「加害集団」に仕立て上げられたと言い切ってしまうのは、わたしのこれまでの調査研究で収集したデータとはそぐわない面がある。

というのは、わたしたち社会学者は「集団」という用語を使うときには、ただちに、誰がそのメンバーで、誰がそのメンバーでないかという区分けが念頭に思い浮かんでしまうのである。さすがに、国民全体が〝一つの集団〟を形成するといった事態は想定しがたい。あるいは、ハンセン病に罹った人、およびその家族にたいする「差別意識」というものを想定したときには、人によってその濃淡があるであろうことは、容易に推察できるからである。

ただし、誤解のないように明言しておきたいが、わたしが問題にしているのは、「加害集団」といったときの〝加害〟の部分ではなく、〝集団〟の部分のほうにほかならない、ということである。今回の「ハンセン病家族集団訴訟」が始まる以前に、わたしが共同研究者の黒坂愛衣（現・東北学院大学准教授）とともに聞き取りをしてきた家族の人たちの語り、そして、家族訴訟が始まって以降、精力的に聞き取り調査をしている家族原告の人たちの語り、あるいは、法廷での原告本人尋問での証言を聞くかぎり、厳しい《被害》があったのは明らかであって、必然的に、それに対応する《加害》の事実は疑う余地がないからである。

《集合的意識としての偏見》の形成

では、「加害集団」という言葉を用いることなく、わがくに社会全体を覆うかたちで展開してきた、ハンセン病罹患者の家族たちをもターゲットにした「全国的・網羅的」な《加害性》の現実を説明するのに相応しい用語は、何か。わたしは、社会学的にみて、《集合的意識としての偏見》の形成という概念が妥当なものだと考える。

わたしが、ここで言う《集合的意識としての偏見》とは、いかなるものかを説明するにあたって、その前に《差別》の概念も社会学的に規定しておこう。その点、つい最近出版された関西学院大学教授・金明秀《キムミョンス》の『レイシャルハラスメントＱ＆Ａ』（解放出版社、二〇一八年）が大変参考になる。金明秀は、「差別は社会全体の非対称性を捉えるための概念」という見出しのもと、差別を次のように定義づけている。

> 差別というのはもともとマクロな（つまり社会全体を理解するための）概念です。つまり、ある属性をもつ人々がその属性をもつというだけで不当な扱いを受ける社会構造が成立していることを指

して「差別」と呼ぶわけです。

世界人権宣言（一九四八年）の第二条に「すべて人は、人種、皮膚の色、性、言語、宗教、政治上その他の意見、国民的もしくは社会的出身、財産、門地その他の地位またはこれに類するいかな

2　ちなみに、本訴訟原告の一人、黒坂愛衣著『ハンセン病家族たちの物語』第1話の語り手（第九回期日で原告本人尋問に応じた「原告番号九番」）は、この事件による龍田寮閉鎖のあおりを承けて、龍田寮という居場所を失い、両親の故郷、奄美大島の母方叔母に預けられることになったが、その叔母自身、母親と姉がハンセン病療養所に収容されたことをもって嫁ぎ先を離縁される憂き目に遭い、女手一つで幼子を育てている境遇にあり、苦しい生活を余儀なくされていたのであって、そこで彼女は悲惨な少女期を過ごすこととなった。
また、第一〇回期日で原告本人尋問に応じた「原告番号七五番」の女性も、母親が菊池恵楓園に収容されていながら遠く星塚敬愛園の保育所に預けられたのは、時期的にみて、この黒髪校事件と関係があることは明らかと言えよう。彼女自身が星塚敬愛園を訪ねて後藤正道園長に自分の附属保育所在所期間を伺ったところ「昭和二九年から三〇年にかけての約一年間ほどであろう」との回答を得ている。彼女自身が所持する同保育所時代の数葉の写真の裏書きにも、「昭和三〇年五月一六日」とあるものが二枚ある。龍田寮廃止の状況のなかで、彼女の母親が菊池恵楓園に収容され、父と兄は天草の実家に残り、幼い彼女一人が遠い鹿屋の地に預けられた。肉親と切り離されたまま暫しの時間を過ごさざるを得なかった彼女は〝記憶が消失した空白の幼少期〟を抱えこむこととなったのである。

なお、本意見書で原告等の聞き取りに言及するときには、すべて、わたし自身が直接本人から聞き取りをした事例であることをお断りしておく。

る事由による差別をも受けることなく、この宣言に掲げるすべての権利と自由とを享有することができる」とあるのは、これらの属性については不当な扱いを受ける社会構造が歴史的に成立していると広く認められているからです。（中略）

そういう社会構造の結果として具体的な個人が権利を侵害されることを差別とよぶこともありますが、いくら個人が権利を侵害されてもその背景に上述のような社会構造がなければ差別として扱われることはありません。（一〇五〜一〇六頁、強調は原著者）

ここで金明秀が提示しているのは《社会構造としての差別》の存立という概念であって、社会学的にみてきわめて妥当な概念化であると言える。

わたしは、それとまったく同じ位相において、偏見というものは社会レベルにこそ存在するものとして、《集合的意識としての偏見》という概念を提示しているのである。

「偏見」というものは個々人の内面に巣くうものに決まっていると勘違いしている研究者もいないわけではないが、偏見は、まずもって、個々人に外在している(3)。

社会学にはエスノメソドロジー（ethnomethodology）(4)という社会現象への接近方法があるが、そのエスノメソドロジー的に考えても、〝偏見は個人に外在している〟と考えたほうが、現実に合致する。ごく普通に結婚生活をおくっていた人が、自分の肉親がハンセン病罹患者だったことを、何気なく口にしてしまったり、思いも寄らないことで配偶者の知るところとなって、「おまえはおれを騙して結婚したのかぁ！」と罵られたあげく、離婚に追い込まれた体験を語るとき、語りの締めくくりは、〝まさか、あの人があんなに偏見のきつい人だとは思ってもみませんでした〟というものではなく、むしろ、しばしば、〝いまだに根深いこの社会の偏見を思い知らされました〟というものなのだ。被害当事者たちは、社会学者に先んじて、偏見は社会レベルにこそあることを実感している。

《集合的意識としての偏見の実在》を措定したとき、いろんな現象が説明つく。たとえば、黒坂愛衣著『ハンセン病家族たちの物語』の第5話の語り手は、父と兄がハンセン病療養所に収容され、姉と母も病死して、孤立無援、四面楚歌の状態で地域社会に取り残された二人の姉妹であった（この姉妹の姉のほうが、第八回期日に原告本人尋問で証言台に立った「原告番号三番」である）。食べるに事欠く状況下で、近所の製麺屋のおばさんだけが、この二人のために素麺の切れ端をとっておいて、こっそり渡してくれた。この製麺屋のおばさんが、社会的差別のターゲットとされた姉妹にささやかな手助けをするのに、人目を憚って、自分の夫にも絶対知られないようにせざるをえなかったという事態は、個々人に外在する社会レベルでの《集合的意識としての偏見》の存在を前提としてこそ説明可能になる。この心やさし

3　このように、「社会的なもの」を諸個人から外在的なものとして捉える考え方は、社会学においては、社会学の創始者の一人、フランスのエミール・デュルケム以来の伝統的な発想法である。

4　ethnoは、ごく普通のありふれた人びとの、という意味。methodologyは、方法論。したがって、ありふれた人びとが、日常的に、自分ではそれと気づかずに、実践的には遂行してしまっている推論の方法を解き明かす学問、というのが、ethnomethodologyの意味である。

きおばさんは、姉妹への親切が周囲の人びとに露見すれば、自分が謗られることになることを、重々承知しているからこその、こそこそとした振る舞いなのだ。（後述の「原告番号七五番」の女性の夫となる人が、彼女の母と兄がハンセン病元患者であることを打ち明けられたときに逡巡し、その父親がしばらく黙り込んでしまったという事態も、同じようにして理解できるケースである。）

偏見の内面化

わたしは、《集合的意識としての偏見》は社会レベルの構築物であって、個々人からは外在するものであると述べた。しかし、偏見が外在するからといって、物体と同じような意味で、個々人に外在しているわけではない。

内面化の機制（メカニズム）によって、濃淡や強度の点で個人差をともないつつ、個々人の内面に取り込まれるのである。

この偏見の内面化の問題は、たとえば、ひとが日本社会で生まれ育てば、自然過程として、日本文化を取り込みながら成長していくことになるのと、同一のメカニズムによるものと考えていただければよい。エスニシティの点で出自を異にする在日コリアンたちであっても、三世以降となると、ほぼすっかり、日本文化を内面化して育ち、自分が何人であるかの自己意識も大きく「日本人」のほうに傾く。（だからこそ、在日コリアンとしてのエスニック・アイデンティティを大事にして生きていきたいと考える当事者たちは、民族教育という営為に自覚的に思いを込めて取り組むことになる。）

偏見とは何であって、何でないのか

では、偏見とは何か。いちばん肝心なこのことを、まだ説明していなかった。

「偏見」を論ずるとき、欠かせぬ必読の文献が、アメリカの著名な社会心理学者、G・W・オルポートの『偏見の心理』（培風館、一九六一年）である。原著のタイトルは *The Nature of Prejudice*（一九五四）。日本語訳をした訳者たちが心理学者であったため、わかりのよい『偏見の心理』という書名になったが、直訳すれば『偏見の本性』である。オルポートは、偏見を単なる心理現象として論述したのではなく、偏見とはそもそも如何なるものかを熱く論じたのであった。

オルポートは、偏見とはどんなものかを説明するにあたって、ある社会学的実験を紹介している。わかりやすい例なので、少し長くなるが、労を厭わず引用しておこう。

初夏のころ、二つのトロントの新聞には、およそ百に及ぶいろいろな保養地からの休日広告が載せられていた。カナダの社会学者S・L・ワックスは興味深い実験をした。これらのホテルや保養地それぞれに対して、彼は二通の手紙を書き、同時に投かんして、まったく同日付けの部屋の予約を求めた。彼は一方の手紙には「ミスター・グリーンバーグ」〔訳注、ユダヤ人名の一典型〕と署名し、もう一方には「ミスター・ロックウッド」と署名した。その結果はこうである。

「ミスター・グリーンバーグ」へ

保養地からの返信……………五二パーセント

宿泊を受諾してきたもの…三六パーセント

「ミスター・ロックウッド」へ

保養地からの返信……………九五パーセント

宿泊を受諾してきたもの…九三パーセント

このように当の保養地のほとんど全部がミスター・ロックウッドをば返信の相手としても、またお客としても歓迎したが、ミスター・グリーンバーグには、約半数近くの保養地が返信の礼もつくしていないし、三分の一ちょっとのものだけがお客として迎えるといってきただけだった。どのホテルだって「ミスター・ロックウッド」とか「ミスター・グリーンバーグ」とかを知りはしなかった。あるいは「ミスター・グリーンバーグ」は落ち着きのある礼儀正しい紳士であったかもしれないし、また「ミスター・ロックウッド」は乱暴で飲んだくれであったかもしれない。それは明らかに個人の実績で決められたのではなくて、「ミスター・グリーンバーグ」がある集団の一員であるという想定に基づいて決められたのである。

（中略）このできごとには民族的偏見の二つの本質的要素が含まれている。（一）、そこには明らかな敵意と拒否がある。大半のホテルは「ミスター・グリーンバーグ」となんらの交渉をももちたいとは思わなかった。(二)、これらの拒否はカテゴリーによる拒否に基づいていた。「ミスター・グリーンバーグ」は一個人として評価されなかった。むしろ想像上の集団のメンバーシップに基づいて、このような非礼的取り扱いを受けた。(四頁、強調は引用者)

オルポートのこの記述に関して、少しだけ補足的な説明を書き足しておこう。典型的なユダヤ人名での宿泊申込みにたいして、予約が満杯でもないのに申込みに返事さえ出さないか断りの返事を出した宿泊施設の支配人が過半数を越えていたわけだが、かれらのすべてが「ユダヤ人にたいする敵意と拒否」からなる偏見を内面化していたと決めつけることはできない。そのなかには、自分としてはユダヤ人でも受け入れるにやぶさかではないのだが、ホテルの客にユダヤ人がいると他の客たちが嫌がるにちがいないと考えて、受け入れなかった人もいたと考えられるからである。二〇〇三年に熊本県の黒川温泉で起きた、ハンセン病療養所菊池恵楓園の入所者たちにたいする宿泊拒否事件でも、宿泊拒否という差別行為をおこなった支配人は、本心が如何なるものであったかまでは計り知れないが、その行為の理由として〝恵楓園の入所者であるハンセン病元患者を泊めると他の客が嫌がる〟ことをあげていた。

そして、オルポートは、偏見を定義して、次のように述べる。

偏見とは、ある集団に所属しているある人が、たんにその集団に所属しているからとか、それゆえにまた、その集団のもっている嫌な特質をもっていると思われるとかという理由だけで、その人

に対して向けられるけんおの態度、ないしは敵意ある態度である。（七頁）

ここで重要なのは、オルポートは、けっして、〝偏見とは対象にたいする間違った認識〟のことである、とは言っていないことである。オルポートは直截に「嫌悪・敵意」と表現している。偏見とは、特定のカテゴリーに属する人たちにたいする「嫌悪・敵意」なのであり、まさしく、《忌避・排除されて当然な人たち》という社会的イメージの構築なのである。

なお、わたしたち（福岡と黒坂）は、福岡が「広島高等裁判所松江支部平成二七年（ネ）第七七号事件」において「意見書」を提出し、専門家証人として「証言」し、黒坂も本件訴訟において「意見書」を提出し、専門家証人として「証言」している。その際、わたしたちは、《社会的差別》としてのハンセン病問題を説明するのに《社会的マイノリティとしてのカテゴリー》の形成という概念を呈示した。それと、この意見書でわたしが呈示している《集合的意識としての偏見》の概念との関係は如何ということが気になる方もおられよう。どちらを説明するのにも、わたしがG・W・オルポートの著作から同一箇所を引用もしくは参照して議論を進めていることからもおわかりのように、端的に言って、同じ社会事象を別の視点から見て表現したものにほかならない。《社会的マイノリティとしてのカテゴリー》の形成と《集合的意識としての偏見》の形成は、同時成立なのである。念のために、このことを付言しておく。

《差別的加害行為》と《集合的意識としての偏見》の相乗作用

さて、前記のごとく定義される《集合的意識としての偏見》と《差別的加害行為》との関係について重要なことは、あからさまな《差別的加害行為》が大規模に、かつ執拗に、繰り返し発動されることによって、《集合的意識としての偏見》が作りだされ、強化されると同時に、《集合的意識としての偏見》の存在が《差別的加害行為》の発動を容易ならしめ、歯止めの効かないものとするという相互関係にあるということである。

さしあたり、前記のことを押さえたうえで、《差別的加害行為》の発動の諸形態について、簡潔に整理しておこう。《差別的加害行為》の発動形態の多様なることを理解しておく必要があるからである。

公権力による《差別的加害行為》の発動

まずは、公権力による《差別的加害行為》の発動から。

熊本の本妙寺の近辺には「本妙寺部落」と呼ばれるハンセン病患者とその家族が暮らす集落があった。一九三五（昭和一〇）年ごろで、約一五〇世帯、五〇〇人ほどが暮らしていた。主たる生業《なりわい》は、本妙寺参道に並んで座り、参詣者から喜捨を恵んでもらうことであったという。それが、一九四〇（昭和一五）年七月九日、官憲により急襲され、いったん「九州癩療養所」（現在の菊池恵楓園）に収容され、その後全国各地の療養所に分散収容された。生活の場そのものを根こそぎ奪う暴挙は、「強制隔離政策」を御旗とした公権力のあからさまな発動であった。ここには、当然、ハンセン病ではない配偶者や子どもも暮らしていたのであり、わが国政府の「強制隔離政策」が患者のみならず、家族にも直接的加害を及ぼした一事件であった(5)。

また、群馬県草津町に「湯之沢部落」というハンセン病患者が湯治や点灸で治療しながら家族とともに暮らすコミュニティが形成されていた。一九三〇（昭和五）年時点で、二二一世帯、八〇三人の住民を擁する自治区であった。それが、一九四二（昭和一七）年には、最終的に解散に追い込まれ、住民たちの多くは国立の「癩療養所栗生楽泉園」に収容された。そのうちの一部の人たちは楽泉園内の「自由地区」に新たに居を構えた。あるいは、各地に散っていった人たちもいる。納税義務も果たす多くの住民からなるコミュニティを解体したのは、国の意向を受けた県当局による折衝の力であった。このような一つのコミュニティの解体が、当事者による実力行使の抵抗とか近隣住民から〝一つのムラを壊してしまうなんておかしい〟という声があがることなく、いわば粛々と遂行されていったのである。こんな無理無体が通ってしまうのも、この時点までに、ハンセン病罹患者ならびにその家族にたいする《集合的意識としての偏見》が出来上がっており、当事者たちとしては、自分たちが孤立無縁状態に追い込まれていることを認識せざるを得なかったからであろう(6)。

5　ちなみに、第一〇回期日で原告本人尋問に応じた「原告番号四二八番」の男性の母親は、その両親（男性にとっては祖父母）が星塚敬愛園から逃走してきて、この本妙寺部落で一九四〇（昭和一五）年に生まれている。療養所内で「断種・堕胎」が罷り通っていた時代、そこから逃げ出して、子どもを産み育てる場としても、本妙寺部落は機能していたのであるが、それを公権力が力づくで跡形なくさせたのである。

＊

自由地区——強制隔離政策を遂行しようとする側にとっては、ハンセン病患者が健康な家族とともに暮らし、子産み子育ても当たり前の「湯之沢部落」は、どうしても解体しなければならない対象であった。ただし、自前で生活できている人たちに栗生楽泉園に入所してもらうには、妥協が必要であった。楽泉園には「上地区」「中地区」「下地区」の三ブロックに分かれて療舎が建てられたが、そのうちの「下地区」が「自由地区」とも呼ばれた。湯之沢の住民のうち、資力のある者は、そこに一戸建てを移築もしくは新築し、それを園に譲渡すれば、死ぬまでその家に居住する権利が認められた。患者は入園者となるが、家族は単なる同居者にすぎず、生活費は自己負担を求められた。ただ、「下地区」から山を下っていくと、門衛に見咎められることなく、六合《くに》村《むら》に出られるという自由があった。

『栗生楽泉園入所者証言集　上』（谺雄二・福岡安則・黒坂愛衣編、創土社、二〇〇九年）所収の「病気の夫と一緒に栗生の「自由地区」へ」は、この話を聞いて、ハンセン病を発症した軍人の夫とともにはるばる楽泉園の「自由地区」へやってきた女性の語りだが、看護の手伝いなど園内の「患者作業」をして、自分の生活費を稼いだという。また、ある時点で、園当局から「帳面がややこしくてしょうがないから、患者並みになってくれ」と言われて、患者台帳に名前が載り、処遇が入所者と同じになったという。

地域社会に偏見を煽った「入所勧奨」「強制収容」「消毒行為」

つぎに言及すべきは、地域住民に偏見を煽るのに大いに与かって力があった「入所勧奨」「強制収容」「消毒行為」であろう。

この「入所勧奨」や「強制収容」「消毒行為」をきっかけに、住み慣れた地域社会での安寧な暮らしを奪われたとの体験を語る家族原告の事例は枚挙に暇がない(7)。

「らい予防法」では、第二十六条において、医療職にある者やその他の者が業務上、ある人が「患者若しくはその親族であること」を知りえた場合、その秘密を漏らしてはならないとの守秘義務を規定している。しかし、「らい予防法」に規定された「入所勧奨」や「強制収容」「消毒行為」自体が、この家は〝らい病患者を出した家〟だと、これ見よがしに、地域住民に喧伝していたのだから、話にならない。法そのものが〝法律違反〟を内包していたのである。その結果、法に従って、法に規定されたことを遂行すること自体が、患者とその家族を地域社会から追い出すと同時に、《集合的意識としての偏見》をより強固なものへと作り上げていくことになったのである。

隣保ぐるみの「決議文」

いったん、ハンセン病にたいする《集合的意識としての偏見》が強固なものとして構築されてしまうと、隣保ぐるみで、ハンセン病罹患者およびその家族たちを地域社会から排除し、徹底して居場所を奪うという《差別的加害行為》が横行することになる。

歴史学者の藤野豊が「ハンセン病非入所者遺族鳥取訴訟」の控訴審で広島高裁松江支部に提出した意見書で取り上げた「事例一〇」の「決議文」のケースが、その好例であろう。

この「決議文」は、これを含む大阪府の「情報綴」の一部が藤野豊編『近現代日本ハンセン病問題資料集成　補巻一四』（不二出版、二〇〇七年）に収録されているものであるが、その収録に際しては、個人情報の保護の観点からであろう、ところどころ墨塗りされている。以下では、わたしがこれまでに蓄積してきた知見を駆使して、この「決議文」の意味するところを読み解いていこう。

上に「決議文」を再掲するが、念のために筆写しておこう。

6　ちなみに、先日わたしたち（福岡と黒坂）が聞き取りをした「原告番号四三五番」の女性は、一九五三（昭和二八）年に父親が栗生楽泉園に収容、母親と二人の子ども（二歳だった女子が原告である）は、しばらく草津で長屋暮らしをするが、生活が成り立たない状況のなかで、母親が子ども二人を置き去りにして姿を消したことで、二人の子は楽泉園の附属保育所に措置されることになったのであるが、もし、公権力によって「湯之沢部落」が解体されることなく、ハンセン病罹患者とその家族たちのコミュニティとして存続していれば、原告は家族に包まれた環境で成育できていたはずである。なぜなら、原告女性の父親はきわめて壮健で、療養所暮らしをしていながら、人夫出しの親方として所外労働に励んでいたのであるから、「湯之沢」があれば、療養に努めながら、家族としての生活を維持していくことに、さほどの困難があったとは考えられないからである。

7 『ハンセン病家族たちの物語』から、少しだけ、これにかかわる語りを紹介しておこう。まずは、「原告番号一番」の林力さん（一九二四年、長崎県生まれ、博多育ち）の語りから。

一九三七（昭和一二）年八月、父親がついにハンセン病療養所への収容に応じ、鹿児島の星塚敬愛園へむけて出立。尋常小学校六年生だった力さんにはなにも説明はなかったものの、「なんとなく、ようすはわかった」「なんか、とうちゃん、遠くへ行ってしまうのか、と」。それから一週間もたたないうちに、母子の住まいが〝消毒〟される。ちょうど夏休みであった。「子どもたちはそのへんに群がって遊んでいたの。わたしもそのなかに一緒に遊んでいた。そのときスーッと白い車が入ってきた。保健所の自動車でした。そして、いっさい無言で、母親の了解も受けることなく、天井を剥がし、畳をあげ、井戸の中まで白い粉をふり撒いて。――それはちょうど〔今年、宮崎県で大問題になった牛の〕口蹄疫《こうていえき》の〔消毒の〕ようす〔とおなじ〕ですよ。白装束、長靴。／〔わたしは〕家の前に白い車が停まったのでびっくりして、その集団から抜けて〔うちの〕中に入ったら、そんなことがあって。四、五人の男たちは作業を終わると無言で出ていった。わたしも外に出てみたら、縄が張ってあって。「この家、入るべからず」。立入禁止の札がぶら下がってた」（二三六頁）。このようにおおっぴらな〝消毒〟があったことで、母子は地域社会での居場所を失ってしまうことになる。

ついで、「原告番号六番」の原田信子さん（一九四三年、北海道生まれ）の語りから。

信子さんが物心ついたとき、父親はすでに目を悪くし、家の中で「寝たり起きたり」の状態だった。信子さんはひとり娘。一家の生活は、母親が近所の工場へ働きに行き、支えていた。一九五一年一二月、信子さんが八歳のとき、父親が強制収容にあう。「保健所の人がドドドドッと何人かで来て、父親を連れて〔行った〕。そのあとは消毒。部屋の中、真っ白になるほど消毒されました。父親の着ているものとか寝てる布団とか、みんな山のほうへ持っていって燃しちゃった」。このあと、近隣の人びとからは厳しいまなざしが向けられるようになった。「それまでは、まわりの人はあんまり偏見の目では見てなかったんですよ。けっこう近所付き合いもあったし、友達とも遊べたし。「遊ぶな」とも誰も言わなかったですよ。それが〔保健所の人が〕来てからはもう駄目でした。近所の人も来なくなり、学校行ってもやっぱり、いじめられるほうが多かった。あの消毒だけは一生忘れないね。真っ白になりましたもん。／父親が連れて行かれてからはもう、ムラにいるのが嫌、学校へ行くのも嫌、っていう日々が常に続いてました。母親が仕事がクビになる。生活が苦しくなる。そのつど母親は「死のう、死のう、死のう」って。母親も、小さいわたしを抱えてこれから先どうしたらいいかっていうことがアタマにあるからね。「死のう、死のう」って、どれだけ言われたかわからない」（一四八〜一四九頁）。

そして、「原告番号三番」の中村秀子さん（仮名、一九三四年、大阪府生まれ）の語りから。

秀子さんの家族構成は、父親と母親、七歳上の長姉、二歳上の兄、秀子さん、三歳下の直子さんの、六人家族。妹の直子さんが生まれたころには父親はハンセン病を発症していた。一九三九年、父親は岡山の邑久光明園へ収容された。さらに兄もハンセン病を発症、三年後に光明園へ収容されている。「はっきりと覚えてないけどね、警察の人が来たのは覚えてるんです。夏やってね、白い、海軍みたいな〔制服〕、そういうのン着てましたよ。サーベルっていうんか、刀を吊ってね、二人来ました。〔そのとき〕兄は七歳やったと思いますわ。／ほんで、兄が十歳のとき〔光明園へ〕行ったんかな。夜汽車に乗って連れて行かれたというの聞いたけど」。秀子さんは、父親が収容される以前の恵まれた暮らしを覚えている。「ちっさい時分は豊かな家に育って、いっぺんに谷底落とされたようなかんじやから。お父さんがおらへんようになって、それ（＝マチ針作りの家内製造業）する人がなくなったから。それもね、ただの病気やったら、仕事に来てる人がしてくれる。「らい病」っちゅう病気で、もう誰も近寄りませんもんね」（一七二〜一七三頁）。

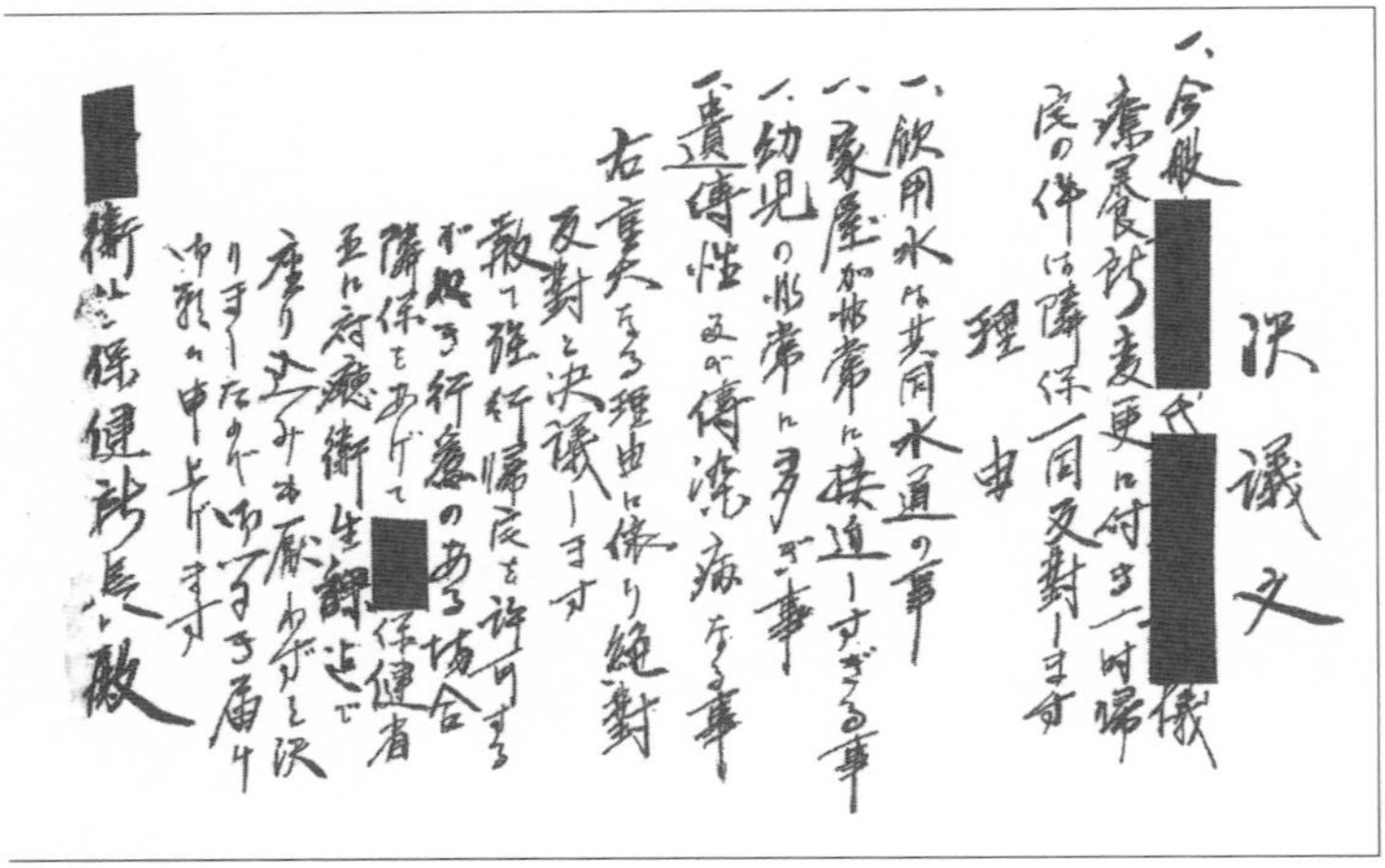
決議文
一、今般[redacted]氏[redacted]儀
療養所変更に付き一時帰
宅の件は隣保一同反對します
理由
一、飲用水は共同水道の事
一、家屋が非常に接近しすぎる事
一、幼児の非常に多き事
一、遺傳性及び傳染病なる事
右重大なる理由に依り絶對
反對と決議します
敢て強行帰宅を許可する
が如き行為のある場合
隣保をあげて[redacted]保健省
並に府廳衛生課迄で
座り込みも厭わずと決
りましたので御聞き届け
御願い申上げます
[redacted]衛生保健所長殿

決議文

一、今般[redacted]①氏[redacted]②儀、療養所変更に付き一時帰宅の件は隣保一同反対します

理由

一、使用水は共同水道の事
一、家屋が非常に接近しすぎる事
一、幼児の非常に多き事
一、遺伝性及び伝染病なる事

右重大なる理由に依り絶対反対と決議します

敢て強行帰宅を許可するが如き行為のある場合隣保をあげて[redacted]③保健省並に府廳衛生課迄で座り込みも厭わずと決りましたので御聞き届け御願い申上げます

[redacted]④衛生保健所長殿

但し[redacted]⑤氏家財整理の為めの帰宅の場合は此

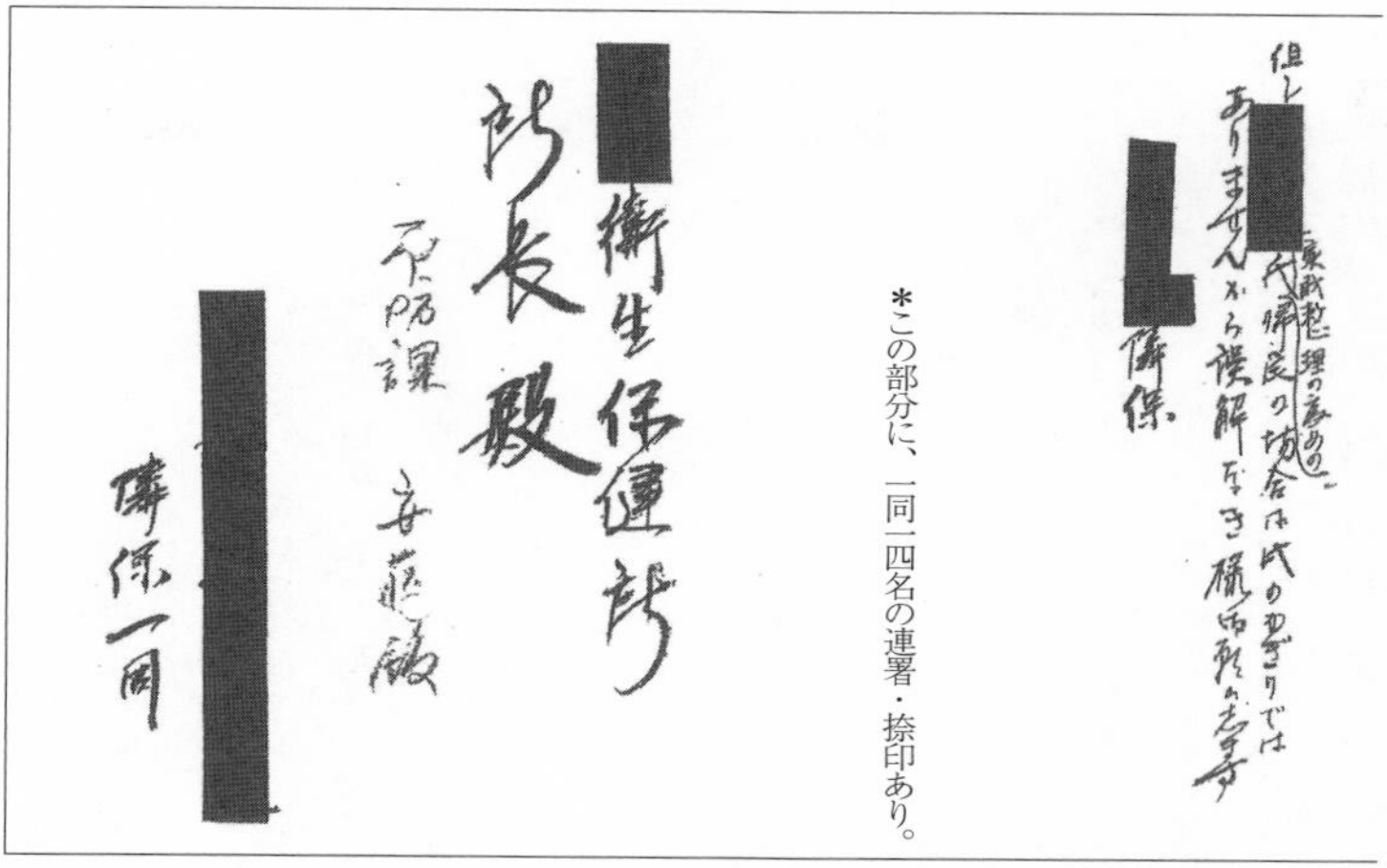

＊この部分に、一同一四名の連署・捺印あり。

出典：藤野豊編『近現代日本ハンセン病問題資料集成　補巻14』42頁。

のかぎりではありませんから誤解なき様御願い志ます

[redacted]⑥隣保

数文字の墨塗り①と⑤には、世帯主の氏名が記載されているものと推定される。墨塗り②には、「妻」もしくは「内儀」等、配偶者であることを示す言葉が書かれ、その後に世帯主の配偶者の氏名が記載されているものと推定される。

二文字分の墨塗り③と④には、大阪府下の市の名称が記載されているものと推定される。なお、「保健省」とあるは「保健所」の誤記であろう。

数文字の墨塗り⑥には、この隣保を特定できる固有の地名が記載されているものと推定される。

藤野はこの「決議文」の作成は「一九五〇（昭和二五）年頃」と推定しているが、そもそもこの「決議文」には日付が記載されていないのであるから、大阪府の

「情報綴」の昭和二五年頃のところに一緒に綴じられていたからといって、一概にそうと決めつけることはできない。戦後のある時期に作成された文書であることは間違いないが、作成年月日不詳としておくのが妥当である。

文書そのものから、さまざまなことがわかる。大阪府の「情報綴」に綴じられていたものであることからして、大阪府下のある市の保健所長に宛てた文書であることは確かである。そして、家屋が非常に接近し、共同水道を使用していることからして、この隣保が一戸建ちの隣保ではなく、長屋住まいであることがわかる。しかも、「一時帰宅」を反対されている一家を別にして隣保一同が一四戸からなることが編纂者の手によって記載されているので、この隣保の居住形態は一五戸からなる長屋であることが推定される。

そして、冒頭に、この家の妻が「一時帰宅」を望んでいる理由が「療養所変更」のためであることが明記されている。大阪府下でハンセン病を発症したことからして、この女性は岡山県の瀬戸内海に浮かぶ島、長島の「長島愛生園」か「邑久光明園」に収容されていたと推定されるが、なんらかの事情により、他園へ転園することになった、そのついでに「一時帰宅」をし、どうやら「家財整理」をしたいと、在園している園当局に願い出たもようであることが推定される。その願い出が園当局から大阪府の担当部局に通知され、さらには、この一家が居住していた所轄の保健所に連絡が行き、それを保健所職員がこの隣保の班長なりに漏らした結果、「隣保一同絶対反対」の決議に立ち至ったものと推定される。

その理由は、ハンセン病は「遺伝性及び伝染病なる」がゆえに、「家屋が非常に接近し」「飲用水は共同水道」であって「幼児の非常に多い」この長屋に、一時とはいえ帰ってきてもらっては困る、というものである。おそらく、班長が、断乎拒絶しようと隣保一同に声をかけたところ、衆議一決となったものであろう。

しかるに、妻が療養所に収容された一家と親しく交わっていた人たちが、一四戸のなかに何戸かいて、〝それはあまりにかわいそうではないか。家財整理のための一時帰宅ぐらい認めてやってもいいではないか〟と、おそらくは控え目に意見を述べたのであろう。そのことの反映が、「[redacted]氏家財整理の為めの帰宅の場合は此のかぎりではありません」との但し書きとなったと考えて間違いない。

わたしの二〇〇三年以来のハンセン病問題での当事者、関係者からの聞き取りは四五〇人を超える。そのことをとおして蓄積された知見にもとづいて、以下の推論を述べる。

わが国の国立ハンセン病療養所は全国各地に一三園を数えるが、一般的には入所者の「転園」は容易には認められなかった。とりわけ、戦後、日本国憲法が公布され、各ハンセン病療養所に「入所者自治会」が組織されるようになると、入所者の他園への転園には、送出し側の入所者自治会、ならびに、受入れ側の入所者自治会の承認が必要であった。ときに認められる転園の多くは、いわゆる〝男女関係でのトラブル〟が原因となったものであった。そのトラブルの、いわば加害者となった者がそのままその療養所に居続けるのが恥ずかしくて耐えられない場合とか、被害者となった者を保護することが理由となっている場合が多い。この「決議文」に登場する女性も、そうした理由での転園である公算が高い。そして、本来、この長屋に居住していて当然の世帯主男性も不在であるということは、そのトラブルに巻き込まれて、隣保一同からは〝病気でないご主人なら家財整理のための一時帰宅を認めてもよい〟と言われながら、じつは帰宅できない状況に置かれていたのであろう。――以上の推論については、まず、的を外していることはないとの自信がわたしにはある。

いずれにせよ、この「決議文」から読み取れることとして大事なことは、誰かがハンセン病を理由に〝排除すべきだ〟と呼び掛けの音頭をとったときには、周りの大勢はそれに逆らえなくなるという構造ができあがっていたということである。まさに、背後に《社会的意識としての偏見》が出来上がってしまっていることのなせることである。

また、保健所から〝一時帰宅の願いが出ているが、許可してよろしいか〟とこの隣保に連絡を取ったのにたいして、〝とんでもない、許可したら、保健所だけでなく、大阪府庁まで押し掛けて、座り込みをするぞ〟と、いわば行政を恫喝までしている。ハンセン病への偏見を煽った結果、もはや、行政は住民にたいして押さえが効かなくなってしまっている、コントロールできない事態に立ち至っていることがよくわかる。

この大阪府下の「決議文」は、そういったことをわたしたちに教えてくれる貴重な資料であるが、かかる隣保を単位とした「加害集団化」は、先に述べた「原告番号三番」にとって、こっそりと親切にしてくれた製麺屋のおばさんの事例と、表裏をなしている。《集合的意識としての偏見》が構築されているとき、それに乗っかって、マイノリティ当事者を排除・抑圧しようと音頭をとる声は、おのずと四囲を圧するところとなり、逆に、そのような差別・抑圧を押し止めようとする声は、かき消されることになるのだ。

終わることなき結婚差別

わたしが、ハンセン病回復者の子がいまだに結婚差別に遭っていること、ハンセン病問題をめぐる結婚差別は〝現在進行形〟の差別事象であることを知ったのは、そう最近のことではない。二〇〇六年の秋、「熊本県トップセミナー」(県内の市町村長、教育長、市町村議会の議長を対象とした人権問題講演会)の講師に招かれたおりに、菊池恵楓園の退所者から聞き取りをさせてもらった。そのとき、一九七八年生まれの彼の息子(当時二八歳)(8)が、父親がハンセン病元患者であることを理由に結婚差別を受けたばかりだとの話を聞いた。そのときは〝いまだに結婚差別が起きている〟事実に衝撃を受けはしたものの、さすがに例外的なケースであろうと、心のどこかで甘く考えていた。フィールドワーカーとしての感性が鈍っていたとしか言いようがない。まことに迂闊《うかつ》であった。

しかし、今回の「ハンセン病家族集団訴訟」が起きて、ハンセン病罹患者の若い年代の家族の人たちとも数多く会える状況のなかで、ハンセン病家族を理由とした結婚差別が頻発していることを知った。たとえば、一九八〇年代生まれの姉妹にお会いした。ふたりとも、父親がハンセン病の回復者で、あ

8　この青年も原告に加わっている。

る療養所からの退所者であることは知らずに成育した。二〇〇一年の熊本地裁判決の後、母親から〝父親はハンセン病回復者であって、かつては厳しい差別があったが、いまはそうではない〟と教えられる。結婚した姉は夕食後の寛ぎの時間に、何気なく、父親の病気のことを話してしまう。姉の夫はその時点では気にする様子もなかったが、一週間後には態度を急変させ、離婚となった。それからおよそ一〇年後、姉の離婚の経緯を知らなかった妹も、夫から「自分の父親がC型肝炎で、自分にもうつっていないか心配だ」と言われ、「わたしのお父さんもハンセン病だったけど、心配ないよ」と夫を慰めるつもりで言った一言で、離婚となった。

彼女たちはまだ三〇代前半だ。その夫たちも若かった。姉の夫は、当初、ハンセン病の何たるかを知らなかったようだ。でも、ほどなく態度を急変させる。彼の祖母からあれこれ吹き込まれることを通して、ハンセン病罹患者とその家族はこの社会では〝忌避され排除されて当然の存在〟と見られているという《集合的意識としての偏見》が存在することを察知してしまったのだ。それだけで、彼は簡単に〝差別的加害者〟に変身してしまった。知らなければ差別しない、などということはない。無知は差別しないことを保証しない。そして、妹の夫は、妻の父親がハンセン病だったということを聞いた瞬間に顔色を変えた。〝差別されるハンセン病〟というイメージを、すでにどこかで内面化してしまっていたということだ。

この姉妹のうちの妹のケースからわたしたちが読み取っておくべき大事なことは、〝まさしくウツル病気である肝炎は離婚の理由にはならないが、まず感染することはないハンセン病は離婚の理由になってしまう〟ということの意味である。じつは、ハンセン病回復者とその家族が偏見・差別の標的とされているのは、「ウツル、ウツラナイ」が問題ではなく、「排除、忌避されて当然」と見られているかいないかが問題なのであるということだ。

もう一例、わたしたちがお会いした人の事例に言及しておこう。一九七〇年代の生まれの女性のケースである。一九九八年に結婚し、姑、小姑との同居。夫婦仲よく幸せな生活を送りはじめた。ところが、結婚して半年後、夫の態度が一変。情報処理会社に勤める夫が携わった業務が、ある国立ハンセン病療養所が保存するカルテの電算化であったのだ。夫は、そこに妻の父親の名前を見つけてしまった。夫は〝おまえの父親がらい病患者だったことを、なんで隠していた！〟と彼女を責めた。彼女自身は、父親がハンセン病の回復者であることはまったく知らなかった。彼女の父親はハンセン病療養所の退所者であるが、その病歴を妻にも子どもたちにも徹底して秘匿することで、家族を守ってきていたのだった。このときを境に、姑、小姑の態度も露骨に変わり、彼女を〝キタナイもの〟として扱い始めたという。風呂は最後、それまで共用していたタオルや食器も別々にされた。彼女は、しばらくは、自分が健気《けなげ》にふるまうことで、事態を好転させようと必死の努力をするが、結局は、それも虚しく離婚となった。

――厚生省（当時）は、個人情報の最たるものであるカルテの管理について、国立療養所にどんな指導をしていたのか。ハンセン病の患者・元患者およびその家族が、この日本社会で《偏見・差別を受ける地位》に置かれていることを知らなかったはずはない。厚労省は、この女性にたいして、どう詫びるつもりなのか。

このように、ハンセン病に罹った人の家族が、いまだに結婚差別に遭って泣いているのは、ハンセン病にたいする《集合的意識としての偏見》がいまなお解消していないからにほかならない。

そうであるからこそ、わたしたちは、このかん、差別を恐れて結婚することを断念して生きてきた家族原告にも会ったし（たとえば「原告番号一四一番」の女性）、「あなたと結婚できないなら死んでしまう」とまで言って求婚され、結婚した配偶者にたいして、彼が死ぬまで、自分のきょうだいたちがハンセン病に罹り、療養所に入所していたことをひた隠しにしてきて、そういう自分を〝薄氷を踏む思い〟で生きてきたと語った女性にもお会いした（原告番号一三五番）。そして、前述の思いもかけない形での離婚に遭った三人の女性たちの人生を譬えるならば、自分が置かれた立場をまったく認識できていなかったがゆえに、まさしく、足下に地雷が埋まっていることも知らないまま〝地雷原〟を歩いてきたのと同一だったと言うことができよう。一触即発、〝地雷〟を踏んでしまったのだ。しかし、彼女たちにはなんの咎《とが》もなかったことは明らかだ。

もちろん、みながみな、自分の家族にハンセン病罹患者がいることを知られたら、結婚差別に帰着するわけではない。たとえば、「原告番号七五番」の女性は、一九四九年生まれで、二二歳のときに結婚している。その際、彼女は意を決して、自分の母と兄がハンセン病を患ったことがあることを、夫になる人に告げた上で、結婚している。わたしがあらためて、そのときのことを尋ねたら、彼女はこう答えた。

今度の裁判が始まって、弁護士さんは、正確な陳述書を書くために、いろいろと聞いてくださるのね。わたしが結婚するとき、夫はどう思ったかと聞かれて、夫に聞いたことがないからわかりませんと答えたら、弁護士さんから「じゃ、一度聞いてみたらどうですか」と。夫に聞いたら、「じつは、大変な女性と自分は結婚することになると思ったが、それをおくびにも出さなかった」と。夫が親に「じつは」と打ち明けたときも、親御さんは「ウーン」と言って、そして長い沈黙が続いたと。「でも、おまえが選んだひとなら、反対しない」と言ってくれた、と。いやあ、夫を見直しましたね。（二〇一八年六月一四日付けのわたしのフィールドノートから）

彼女の事例を、単純に〝メデタシメデタシ〟と受け取ることはできない。夫の親が「「ウーン」と言って、そして長い沈黙が続いた」というところには、夫の親もこの社会にハンセン病にたいする《集合的意識としての偏見》が存在することを知っているがゆえに、この結婚を認めることで自分の息子が今後出逢うであろう苦難の予想と、この結婚を認めない場合に息子がどれだけ落胆するかとの不憫さとのあいだで、葛藤状況が生まれていたことが読み取れる。「原告番号七五番」の場合には、結果的には直接的な差別を受けずに済んだが、ここには、自分の運命を自分で選びとることができずに、他者の手に委ねられてしまっているという矛盾が存在していることを忘れてはならない。

国家機関までが就職差別

結婚差別の問題で国立ハンセン病療養所という国家機関が〝差別の引き金〟となる事態を惹起したことを見てきたばかりだが、わたしたちが聞き取りを進めていると、ハンセン病問題での就職差別を、まさに国家機関自体がやってしまっている事例に出逢う。

「原告番号五四番」の男性からの聞き取り。彼は一九四七年生まれ。父親がハンセン病療養所に収容された。中学を終えた後しばらくは不安定な職を転々とし、二〇歳前後のとき〝安定した職〟を求めて、刑務官の採用試験を受けた。面接官に問われるままに、父親が「らい」で、ハンセン病療養所にいることを喋ってしまう。結局、不採用になるのだが、面接官のなかにもちょっと良心の咎めを感じた人がいたのだろうか、そもそも応募者が少なく、面接試験に臨んだのは二名であったのだが、その面接官は彼に「もう一人の短大卒の人よりも、君のほうが筆記試験の成績はよかったのだけどね……」と口を滑らせたというのだ。

また、「原告番号二三番」の男性からの聞き取り。やはり、一九四七年生まれ。両親ともがハンセン病療養所に入所していて、園内で結婚。彼を妊娠中に園から逃走して、彼が生まれている。彼は高校卒業時に海上保安庁を受験した。「当時は、李承晩ラインで日本の漁船の拿捕《だほ》の事件が多かった。あれにカチンときてね。義憤から海上保安官をめざしたの」。おそらく警察予備隊に出ていたことのある叔父の影響もあったのだろう。試験に通って、合格のはずだった。「学校の先生もそう思うとった。卒業生の進路〔の私の欄〕には「海上保安庁」と書き込まれていた」。だが、最後の身元調査でひっかかって、不採用。高校の先生たちも不思議がった。この真相を彼が知ったのは、つい二、三年前のことだ。叔父が話してくれた。「〔海上保安庁から〕身元調査が来たとき、地元のある分限者が「ハンセン病患者の子だ」としゃべってしまったのだ」と。「狭い部落のことですからね、叔父たち、部落の人たちが〔その人にたいして〕だいぶ怒ったそうです」(9)(〔 〕は聞き手による補足、以下同様)。

なんということだろう。国の機関が、ハンセン病罹患者の家族にたいする就職差別をしてきたのだ。これもそれも、社会レベルに構築された《集合的意識としての偏見》を除去しないまま放置してきたことによろう。公務員たちもまた、この偏見の枠組みから自由ではありえないからである(10)。

9　わたしと黒坂愛衣の共著で、岩波書店の総合月刊誌『世界』の二〇一八年九月号から、「ハンセン病回復者の語り・家族の語り」と題する連載を書き始めた。その二回目に、この「原告番号二三番」の男性からの聞き取り事例が掲載された。

＊

李承晩ライン——一九五二年に李承晩韓国大統領が大統領令として公表した海洋境界線。日本本土からの漁船の侵入を防ぐ漁業規制が講じられた。

分限者——財力のある人、かねもちのこと。

優生政策＝生まれる権利そのものの剥奪

ついうっかり書き忘れるところだったが、「強制隔離政策」の一環として実行された「優生政策」そのものが、強烈かつ壮大な《差別的加害行為》の一大展開にほかならなかった。《強制隔離政策》は、ハンセン病という病に罹っただけで、一般社会で暮らす権利を奪うものであった。それは同時に、その家族たちの社会での安寧な暮らしを土台から揺るがすものであった。《優生政策》は、ハンセン病罹患者にとっては、子どもを産み育てる権利を奪うものであったが、生まれてくるはずの子どもたちにとっては、生まれる権利、生きる権利を、生まれる以前のところで摘み取られるものであった(11)。

わたしと共同研究者の黒坂愛衣は、岩波書店の総合月刊誌『世界』で、二〇一八年九月号から「ハンセン病回復者の語り・家族の語り」と題する連載を始めた。その第一回は「奇跡のいのち」と題した。「原告番号一八八番」の女性（六〇歳）と、退所者である父親（八〇代）、そして女性の娘（三〇代）の三人の語りからなる。この女性を身籠もっているときに、母親が宮古南静園内で〝堕胎させるための注射〟を打たれながら、その注射が失敗したおかげで、この世に生まれることができた。この出来事をめぐって、父親が語る。

生まれた子どもをどう育てるかも大事《おおごと》であった。療養所入園者の身では、育児のための金がない。「ほんとう言うと、母乳〔で育てたの〕はミルクを買う金がなかったから。おしめをつくる布を買う金もなかった。誰がそういう物を持ってきてくれたかというと、看護婦さんたちです。「これも要るだろう、これも要るだろう」って持ってきてくれた。(『世界』二〇一八年九月号、二三六頁)

10　それにしても、国の機関が社会的差別の加担者であり続ける事態には、わたしは言葉を失う。わたしが現役の助教授、教授だったときには、よく人権問題の講演会や研修会の講師に呼ばれた。企業関係者相手の研修の場で、部落問題・在日コリアン問題にかかわって〝就職差別をしないように〟訴えても、最後の質疑応答の場面で、〝国や行政は、わたしども民間には、雇用で差別をするなと言う。しかし、国、行政自身が、国籍条項とやらを設けて在日朝鮮人・韓国人を排除しているではないか。国、行政が差別をなくすように率先して取り組んでいて、わたしども民間にも同じことを要請してくるならともかく、自らは採用にあたって排除しておきながら、わたしどもだけに雇用差別をするなとおっしゃるのは腑に落ちない。講師の先生のご意見を賜りたい〟といった鋭い疑義に遭ったことが何度もあった。社会的差別をなくしていくためには、国には範を示していただかねばならない。

11　ちなみに、わたしが直接聞き取りをした人たちだけでも、「原告番号五番」の女性、「原告番号一〇番」の男性、「原告番号二三番」の男性、そして「原告番号一八八番」の女性の顔が、パッと思い浮かぶ。これは、かれらに留まる衝撃ではない。かれらの子、孫……と衝撃の連鎖は留まるところを知らない。自分の親が、祖父母が、生まれる以前のところで、国家の政策によって命の芽を摘み取られようとしたなどと、どのような顔をして語り継ぐことができようか。語り継ぐことができるとすれば、〝政府が自らの過ちを率直に認め、謝罪し、反省し、心を入れ換えて、そのようなことが二度と起きるおそれが微塵もない社会に、この社会は生まれ変わったのだよ〟と、親が子に、祖父母が孫に語れる社会が実現したときであろう。

この語りにわたしは以下のコメントを付した。

隔離政策・優生政策が医療従事者をして、命の芽を摘み取るという残酷なことを〝当然のこと〟として行わしめる一方、生まれてきてしまえば、その子のためにおむつ等を用意するという〝人間的な心〟を保持した看護婦たちがいたという語りは、印象的だ。堕胎の処置をした者とおむつを用意した者は〝同一人物〟ではないかもしれないが、ハンセン病療養所という施設のなかの〝同一人格〟であったことは確かなことだ。〝同一人格〟において、殺すも生かすもできてしまうということは、実は〝殺すこと〟（ひとを死ぬまで隔離収容すること、いのちを摘み取ること）自体が〝患者のため〟と信じ込まされていたことの証であろう。（『世界』二〇一八年九月号、二三六〜二三七頁）

命の芽を摘み取ること、あるいは、それ以前に妊娠自体が起こらないように処置しておくこと、このような、現時点で考えてみれば明らかに残酷なことを、ハンセン病療養所に働く看護婦たちは、当時、〝よいこと〟と思い込んで、していたのだ。栗生楽泉園で長年、准看護婦として働いた赤尾拓子は、わたしたちの聞き取りに次のように語った。

〔わたし自身、断種は〕当たり前に思ってた。子どもが育てらンないなら、産めないようにしといたほうが、堕胎するよりは、からだのためにいいかなぁ、なんて思いましたよ。だから、それを不思議に思わなかったことを、わたし、いま、深く反省してます。やっぱり、飼い慣らされたっていうか、そういうなかにいると、わからなくなっちゃうっていうかね。

わたしでさえ、子どもを育てられないのに産むのは無責任じゃないか、できた子を堕ろすと、女の人のからだに負担かかってよくないから、〔断種は〕やってあげるべきなんかな、っていう範囲で終わってるんですね。それ以上のことを考えるってことはなかったですね。（『栗生楽泉園入所者証言集　下』三〇五頁）

この宮古南静園の事例にしても、栗生楽泉園の事例にしても、命を摘むという〝加害行為〟を、療養所に働く職員たちは〝よかれ〟と思って実践してしまっているという、当時の実情を如実に示していよう。「加害」でありながら、実行者にその「加害性」が見えないとき、自己反省にはつながりにくい。自己反省を契機として、ハンセン病にたいする《集合的意識としての偏見》を打ち壊していくような実践主体に、かれらが生まれ変わることは困難となる。

小括

「加害集団」という用語に代えて、わたしは社会学的にみて《集合的意識としての偏見》という概念化をしたほうが、わが国のハンセン病問題を全体的に理解するのには適合的だとの意見を述べてきた。

《集合的意識としての偏見》という概念でもって現象全体を見ていくことの有用性は、ひとつには、ハンセン病問題をめぐる《差別的加害の多様性》をうまく拾えるということである。

前述のところで、公権力の発動（本妙寺事件、湯之沢部落の解体）から始まって、地域社会全体を巻込んでの「加害集団」化（黒髪校事件）や、組織体をバックにした排除行為（刑務官採用、海上保安官採用にあたっての就職差別）、さらには、結婚をめぐっての家族どうしの交渉場面での差別といった、さまざまな場面でのハンセン病にたいする忌避、排除現象を取り上げて、そこでいかに《集合的意識としての偏見》が決定的な役割を果たしてきたかを解析してきたところである。

もうひとつは、一九九六（平成八）年の「らい予防法」廃止からすでに二二年経っているのに、ハンセン病の元患者もしくはその家族であることを理由とした差別、とりわけ結婚差別が跡を絶たない事態を説明するのには、一時的な性格の強い「加害集団」では無理があって、《集合的意識としての偏見》というものの持続性を持ってきたほうが適合的だと思われるということがある。

つまり、「強制隔離政策」とか「無癩県運動」とか、そういったものの根拠となっていた「らい予防法」を廃止したからといって、廃止したこと自体で《集合的意識としての偏見》がなくなっていくわけではないこと。「強制隔離政策」「無癩県運動」が作り出してしまったハンセン病にたいする、近現代的形態としての《集合的意識としての偏見》それ自体をなくす徹底した取り組みなしには、この《集合的意識としての偏見》は溶解もしくは解消するものではない、ということである。

問いの追加

わたしは、以上のところで、弁護団からの依頼にはおおよそ答えたことになるだろうと考えもしたが、ここまで書いたのならば、社会学者として、どうすれば《集合的意識としての偏見》を除去することができるのかについても、一言しておくべきではないかと思うに至った。

それには、もうひとつ、その前に述べておかなければならないことがある。それは、わたしたちがいま目の前にしているハンセン病に対する《集合的意識としての偏見》が、どのようなものとして存在するに至っているか、という問題である。——この作業は、一昔前にはハンセン病は人びとにどのようなものとして観念されていたかということとの比較作業によって明らかとなることだ。

「伝染」も「遺伝」も近代医学の用語

ひとは、古《いにしえ》の時代から、病気というものは「感染によるもの」と「遺伝によるもの」と「それ以外のもの」の三つに分類できる、と考えるかもしれない。しかし、現代の医学知識からすれば、大昔から「感染症」と「遺伝病」と「それ以外の病気」があったと言えるにしても、その時代の人びとが、それらをいかなるものと観念していたかは、別のことである。

『〈子供〉の誕生』という有名な本がある。フランスの歴史学者フィリップ・アリエスの著した『〈子供〉の誕生――アンシァン・レジーム期の子供と家族生活』（杉山光信・杉山恵美子訳、みすず書房、一九八〇年）である。アリエスによれば、近代以前には「学校教育制度」も確立しておらず、成人に達するまでは保護すべきであるという意味での「子供時代」も存在していなかった。外見的には現代に生きる子どもたちと同じに見えようとも、そこにいたのは〝小さな大人〟にすぎなかったのだ、と。――この書の出現以降、社会学の世界では「〇〇の誕生」と題した研究が大流行りとなったほどである。つまり、わたしたち社会学者にとっては、現代人の目で外側から観察すれば、いまあるものと同じものに見えるものが過去のある時代にあったとしても、単純に同一視してはならないというのは、いわば常識に属する。

さて、このような視点から、前近代の人たちが病をいかに見ていたかについて、わたしなりの叙述を手がけようと思っていたところ、たまたまであるが、『朝日新聞』二〇一八年八月六日の「文化の扉／病の正体　描く探る」と題する記事に出くわした。その記事によれば、病とは、古墳時代以前は「疫病は神の怒りによって起きる」と観念されていたものが、仏教伝来により「病気は前世の悪行への報い」となり、奈良時代には「恨みを抱いて死んだ人の怨霊が疫病を起こす」と考えられるようになり、平安時代末には「医薬で治らない病気は神仏に平癒を祈る」しかないと思念され、そして、戦国時代には「病気は体内の虫（腹の虫）が引き起こす」ものと考えられていたというのだ。前近代の最後の時代、江戸期の病の捉え方についての記述がなかったのは残念であるが、過去の時代の病を論ずるとき、現代的医学知識をもってして裁断してはならない、ということは十分に理解できよう。

わたしがここで言いたいのは、「遺伝」にせよ「伝染」にせよ、これらは近代医学の概念であって、前近代の用語ではなかったということである。人びとは、現代人のわれわれが考えるような意味での、「遺伝」とか「伝染（感染）」という病気の理解はしていなかったということである。

前近代では「遺伝」ではなく「家筋」と観念されていた

さて、わたしたち社会学者が、なんらかの社会問題の当事者から、そのライフストーリーを聞き取っていくとき、語り手はしばしば自分に先行する世代の人から聞いた話を再話することがある。そういったことを通して、わたしたちは、ときに、歴史的に先行する時代の世相の一端に触れる機会を得る。ハンセン病問題での聞き取りでも、もちろん、そのようなことがある。それによって、「強制隔離政策」と「無癩県運動」が吹き荒れる以前のわが国において、庶民レベルでハンセン病がどのように表象されていたのかを垣間見ることができる。

黒坂愛衣は、二〇一一年四月に実施した星塚敬愛園のある入所者の聞き取りを素材に、論文「黙して語らぬひとが語り始めるとき――ハンセン病問題聞き取りから」（日本解放社会学会誌『解放社会学研究』第二六号、二〇一三年）を書いた。これは、二〇一一年度の日本解放社会学会「優秀報告賞」を受賞した好論文であるが、語り手のA（二〇一一年四月の聞き取り時点で七〇代の男性）は、次のように語っている。

ぼくがいちばんがっかり、いまでもがっかりしてるのは、ばあさん〔のこと〕です。俺、小さい〔ころ〕、ずっと懐の中に抱かれて寝ていましたよ。そのばあさんが、ぼくが学校から「〔ハンセン病の〕病気だ」と言われてうちに帰されたときに、その時点から「自分たちは世間に合わす顔がない」と、まったく野良仕事もしなくなった。あれはショックだったです。それまでは、〔母親のハンセン病の〕噂があったんでしょうね。ばあさんは「自分たちの家系には、そういう皮膚病は絶対うつらない」と言い切っていました。〔ところが、ぼくが〕病気になったということで、まったく外出しなくなった。（一六頁）

少し説明しよう。沖縄のある離島で生まれ育ったAは、父親は召集され戦死。母はハンセン病を発症し、国頭《くにがみ》愛楽園（沖縄愛楽園の前身）に収容された。それでも、父方祖母は、他家から嫁いできた、所詮は〝よそ者〟の嫁がハンセン病を発症しても、〝うちの家系〟は大丈夫だから、孫であるAにハンセン病が出るはずがないと、気丈に一家の暮らしを支えてきていたところ、病気が出るはずがないAが発病したことで、ガックリきてしまったというのだ。――ここに見られる観念は、ハンセン病を「遺伝」と捉えているのとはまったく違うものである。まさに「家系」「家筋」の病というふうに、Aの祖母は表象していたことがわかる。

あるいは、先日、沖縄を訪れて聞き取りをしたばかりの、「原告番号一三五番」と「原告番号一三六番」の姉妹《きょうだい》である、沖縄愛楽園からの退所者の女性（一九四七年生）は、次のようなことを語った。この女性は小学校五年で発症、六年のときに沖縄愛楽園に入所。その後、八人きょうだいのうちの他の三人も発症。その過程で、かつてはやさしかった父親の人格が「砕けた」（彼女は「壊れた」ではなく「砕けた」と語った）。泥酔しては、家族にたいして乱暴狼藉をはたらくようになったのである。わたしは、この父親の人格解体とも言うべき変容の背後に、これまで述べてきた《集合的意識としての偏見》を見てとるものであるが、最後に、父親は自分の妻にたいして、絶対に言ってはならない言葉を吐いてしまう。「ヤーのワタがワッサンだから」という科白であったという。「ヤー」は「おまえ」。「ワッサン」は「悪い」。「ワタ」は、腸《はらわた》のワタであり、ここでは「子宮」ということになる。つまり、〝おれの家系にはハンセン病はない。おまえの家系が悪かったのだ〟ということを、沖縄の地元の言い回しで表現したものと理解できる。やはり、「遺伝」とは違う。

「ハンセン病非入所者遺族単独訴訟」（鳥取訴訟）の原告のTM（一九四五年生）も、鳥取地方では、ハンセン病患者が出た家を指して、「ハンセン病の蔓《つる》だけ」という言い方で噂が流布していたことを語っている（福岡安則『「こんなことで終わっちゃあ、死んでも死にきれん」――孤絶された生／ハンセン病家族鳥取訴訟』世織書房、二〇一八年、一四頁）。これもまた、「遺伝」ではなく、「家筋」である。

わが国の前近代におけるハンセン病の表象は、基本的に「家筋」として捉えられていたと考えて、大過あるまい。これは、現代の用語で言うところの「感染」の恐れを、まったく欠くものであった言える。

「強制隔離政策」「無癩県運動」以前の偏見のありよう

では、「家筋の病」と観念されていたハンセン病を発症した者にたいして、かつて、人びとはどんなふうに対応し、処遇していたのであろうか。

黒坂愛衣の前掲論文で、語り手のAは、自分の母親が沖縄愛楽園に収容されるまでは、長年、家の奥のほうの「クチャ」と呼ばれる人目につかない部屋で暮らしていたと語っている（一五頁）。あるいは、「浜に下ろされた」人たちもいたと語る。

　Aさんは、三ヵ月間ほど自宅に閉じ篭もる生活を続けた。親戚がやって来て「箸や食器を別々にしろ」と厳しく言ったが、オバは「この病気はうつらない」と主張。じつは、「浜に下ろされた」男女のあいだで生まれた子どもが、その祖父母に引き取られ、島の集落の中で健康に育っていた。オバは、Aさんよりも六歳ほど年上のこの子どもの例を挙げ、「この病気はうつらない」と言ってAさんをかばってくれたのだ。「あれは、だいぶ救いになったような気がします。差別はまったくなくて、おんなじ食事、おんなじ食器でやってきました」。（一六頁）

わたしたちが千葉県内のある被差別部落での聞き取りをしていた際、一九三一年生まれの女性から、子どものころにはハンセン病を患った人たちがよく〝物乞い〟に来ていたという話をうかがった（聞き取り日時は二〇〇三年一一月二二日)。

彼女が七つ、八つくらいのときだというから、一九三〇年代の後半だ。たいていの人が、二匹の犬に曳かせた台車に乗ってやってきた。包帯がないのだろう、汚い手拭いで目のあたりを覆い、手〔の先〕がなくて、じくじくして……。「〔自分には〕汚い〔という気持ちが〕正直〔言って〕あった」。だけど、「おふくろに言われたよ。好きで、ああいうふうになったんじゃないんだから、嫌な顔をするんじゃない、と」。母親は日傭取りで日中は留守にする。「いざり〔＝犬に台車を曳かせたハンセン病患者たちのこと〕が貰いに来たら、自分で食わなくとも、〔食べ物を〕やれよ」と、幼い彼女に言い置いて働きに出たのだという。彼女は、お鉢に残った冷たくなったご飯をむすびに握って、もっていってやったという（『千葉県A市・B町における同和教育実態調査報告書』二〇〇六年、一五八～一六二頁）[12]。

しかし、ある日を境に、ハンセン病患者たちは、この部落に姿を現さなくなった。この部落は、成田街道沿いに位置する。この部落に物乞いに来ていたハンセン病患者たちは、成田山新勝寺の周辺に住み着いていたのだが、多磨全生園に収容されることで、地域社会からその姿を消したのであった。

また、「原告番号三番」の女性（一九三四年生）は、わたしたちの聞き取りに、こう語っている。「昔、わたしのおばさんが〔言ってたことやけど〕ね。みんなが療養所《しゅうようじょ》へ入らん前は、彼岸になったら、〔大阪

12　この『千葉県A市・B町における同和教育実態調査報告書』は、平成一七年度文部科学省人権教育推進のための調査研究事業モデル事業として実施されたもので、わたしと黒坂愛衣が中心になっておこなった調査である。

の〕天王寺さんにずうっと並んで座ってたって。物貰いに。ほンで、〔その人たちを〕見たら、みんな、「らい病や」って言うてや。――このへんは〔「らい病」のことを〕「コジキ」って言ったんですよ」（『ハンセン病家族たちの物語』一七七〜一七八頁）。

あるいは、奄美大島で暮らした作家の島尾敏雄が、次のような文章を残している。

> 少くとも昭和の七、八年の頃までは、らい者だけが集団をなし、部落から遠くはなれ村人が誰もこないような一般にヒジャといわれる海辺の場所で、ユナギの下にあばらやをつくり、一種の共同生活をしていた事実がある。その構成員は老若男女をふくみ、月のうち旧の一日と一五日には必ず、何人かが組をつくってイタツケ舟にのり、自由のきかない腕にユホ（かい）をひもで結びつけて部落におしかけ、家々を一軒のこらず廻り歩いて、米、塩、みそ、野菜から金銭や薬にいたるまでそれぞれ指定して要求をし、もらい集めた。部落ではその日は彼らのイタツケ舟が次々にやってくるのを応待するのに早朝から夕方におよんだという。（ムレというのは乞食の意味の島のことばだ。別にらいの病のことをヤシャン・ビョクともいう。それは賤しい病気ということだ。島にはらい者がそのようにして乞食するほかに、乞食はいなかったようだ。）侮蔑すればかれらからタハベられる恐怖も村人の方にあったかも知れない。「タハベユン」つまりタハベるとは、らい者がテル（せなかに背負う大かご）をワゲへ（かごの緒をひたいにかけるのが、普通のすがたでカッゲユンという、そうしないで肩にななめにかけるのをワゲへユンという）着物をきたままで海水のなかにはいって行き、深く胸のあたり

まで浸りながら四方に海水をはねとばし、何年のちには今じぶんを侮蔑しているその人をじぶんよりもっとみにくい顔かたちにしてくれとののろいの祈りをすることだ。もちろん、これらは今ではもう、見たくても見られない過ぎ去った日のことだ。昭和一〇年に現在の鹿屋市に星塚敬愛園ができたときに、群島の患者たちもいったんなかば強制的に入院させられた。多分その時期をさかいにして、月二回のムレッグワの集団乞食の恒例行事もなくなったようだ。(『名瀬だより』農山漁村文化協会、一九七七年、九七~九九頁)

島尾敏雄の妻、島尾ミホも、次のようなエッセイを書き残している。

癩病患者は人里離れた海岸や、あちらこちらに散在する離れ小島の磯にひとかたまりずつ寄り合って暮していると聞いていましたが、私は舟に乗ってよそ島へ行く時に、ときどき遠目に見ることがありました。そして一度だけ、海端のユナ木の下蔭に住んでいるらしいひと群れをすぐ間近に見たことがありました。長く続くきれいな砂浜の渚に生えたユナ木の枝には洗濯物が干してあり、浜辺では炊事の煙がゆっくり立ちのぼっていて、煮炊きをしているらしい女の人の横で、子供たちが賑やかな声をふりまきながら駆け廻って遊んでおりました。また若い女の人が赤ん坊を背負って白い砂浜で貝を掘っているらしい姿なども見えていて、それはよそ見にはまことにのどかな場景に見えました。(『海辺の生と死』創樹社、一九七四年、一五~一六頁)

また、宮古南静園からの退所者の知念正勝（八〇代）は、わたしたちの聞き取りで、彼が生まれ育った宮古諸島では、ハンセン病患者は「ミツヌムヌ（道の者）」と呼ばれていたこと、そして、かれらは畑の片隅や山の中に小屋掛けし、物乞い等をして生活していたことを語っている（「ハンセン病回復者の語り・家族の語り 連載第一回――奇跡のいのち」『世界』二〇一八年九月号、二三六頁）。小屋掛けする場所はアダンの木陰であり、そこに雨露を凌げる小屋を作れば、自然の恵みと物乞いで生きていけたということであろう。

また、奄美大島出身で星塚敬愛園に入所していたある女性（一九一五年生）は、わたしたちの聞き取りで、彼女が収容に遭った一九三七（昭和一二）年時点では、奄美大島には自分自身がハンセン病の医者がいて、ハンセン病患者たちを治療していたという興味深い事実を語った。――奄美大島には、ハンセン病を診る民間の医者が一人いて、自身が混合らいの患者であった。そこに行けば、当時、唯一のハンセン病の薬とされていた大風子の薬を処方してもらえた。それは、この病気で入院している患者たち自らが大風子の種を臼で挽《ひ》いて、細かく砕く作業を担当していたという。高価な薬代の負担が大変なため、自分たちが製薬の作業を担うことで、出費を押さえようとしていたのだ。「臭いのよ、そン薬が」と彼女は語る（福岡安則・黒坂愛衣・下西名央「逃走して産んだ子を五歳で亡くして――ハンセン病療養所「星塚敬愛園」聞き取り」、埼玉大学大学院紀要『日本アジア研究』第八号、二〇一一年）。

そう言えば、光田健輔ら「強制隔離政策」を推進する主流派に対抗して、ハンセン病は治ること、隔離の必要はないことを主張し続けた京都大学医学部皮膚科特別研究室助教授、小笠原登の生家、愛知県海部郡甚目寺村《あまぐんじもくじむら》の真宗大谷派圓周寺《えんしゅうじ》では、登の祖父が漢方医でもあり、ハンセン病患者の治療にも当たっていた（藤野豊『孤高のハンセン病医師――小笠原登「日記」を読む』六花出版、二〇一六年）。

以上に見てきたデータから言いうることは、次のことであろう。

わが国政府による「強制隔離政策」と「無癩県運動」が社会全体を覆いつくす以前の段階では、家族にハンセン病を発症する者が出た場合、まだ症状が目立たないうちは、ふつうに農林漁業などの家業に勤しんでいたが、ひとの噂が立ち始めるころには、患者は人目につかない家の奥のほうの部屋で身を隠すようにして暮らすことになる。この病気がもたらす外貌の変形への人びとの〝素朴な恐怖感に基づく忌避感情〟ゆえの、哀れみのまなざしを回避するためであったろう。家に経済的なゆとりがあれば、さまざまな漢方を試したり、大阪の堺の岡村平兵衛商店から大風子から製造した薬を取り寄せるなどして、自力で療養につとめた。――これが基本的な対処方であったと言ってよい。ちなみに、沖縄地方では、家の奥に隠れ住むことを「クチャ暮らし」という言葉で表現していた。

混合らい――ハンセン病には、患者の免疫の違いにより異なった五つの病型がある。らい菌に対する細胞性免疫の強い人は菌が少なく（少菌型：ＴＴ型）、局所に症状が限定されるが、弱い人は菌が多くなり（多菌型：ＬＬ型）、全身性に病変が広がる。ＴＴ型とＬＬ型のあいだに、混合型（ＢＴ型・ＢＢ型・ＢＬ型）があり、混合らいという。（参照：国立感染症研究所ＨＰ「ハンセン病を学びたい人へ」〈https://www.niid.go.jp/niid/ja/leprosy-m/1841-lrc/1038-leprosy.html〉より。二〇二三年一月一二日閲覧）

大風子（大楓子）――いいぎり科の落葉高木。タイ・カンボジア原産。

しかし、十分な働き手となりえない被扶養者を一人でも抱え込むことは、一部の富裕層を別にして、あまりにも負担が大きい。こうして、家人の説得を受けて、あるいは、自ら家族の暮らしに配慮して、患者は生家を離れることになる。その多くは、神社仏閣の近辺に掘っ建て小屋を建てて住み着くことになる。そこには先輩の患者たちがいて、けっして、孤立した生活を余儀なくされたわけではない。主たる生業《なりわい》は、物貰い、乞食であった。世の人の誰も〝恐ろしい伝染病〟などとは考えていなかった時代には、乞食業は、病者たちの糊口を凌ぐには、事足りるだけのものであったと考えられる(13)。

あるいは、四国では、生家を後にせざるをえなかった患者たちは、「四国八十八ヶ所参り」の旅に出た。ハンセン病患者のお遍路を泊めてくれる宿《やど》がちゃんとあったという。これは、〝移動する乞食〟と考えればよいだろう。

一方、奄美や沖縄などの気候温暖な地では、「浜へ下りる」というかたちで、浜辺近くのアダンやユウナの木陰に藁葺きの小屋掛けをして、雨露を凌ぐとともに、自然の恵みに助けられて、露命をつないだ。ときに、患者たちがグループを成して、小さな共同体を形成していた場合もあり、そこでは新たな命の再生産も営まれていた。

わたしの理解では、「強制隔離政策」と「無癩県運動」の前と後との違いは、以前は、ハンセン病に罹った者たちは、社会の片隅ではあれ、居場所を見出すことが可能であったのにたいして、以後は、社会の中にはまったく自分たちの居場所を見出すことができなくさせられたということだと思う。

「クチャ暮らし」のような、人目を憚って自ら隠れ住むのと、見つかれば〝密告〟されて〝収容〟されることになるとの恐怖に怯えながら隠れ住むのとでは、同じく「隠れ住む」といっても、当事者が感じるストレスには雲泥の違いがあったと考えられる。

また、「強制隔離政策」と「無癩県運動」の前は、日本の各地に、草の根レベルの民間でのハンセン病治療の場があった。わが国政府のとった「強制隔離政策」は、大は、イギリス人宣教師、コンウォール・リーが群馬県草津の湯之沢部落に開設したバルナバ病院といった医療施設から、中は、小笠原登医師の生家の圓周寺で施されていた治療の場、小は、奄美大島の片隅の民間病院まで、日本各地の民間に

13　韓国でも、かつて、ハンセン病患者たちは〝物乞い〟を生業《なりわい》として生きていた。一九二七年に韓国の慶尚北道に生まれた韓億洙《ハンオクス》は、一九三五年に日本に渡って来た。二〇〇三年九月、栗生楽泉園でお話を伺ったが、彼は朝鮮半島での子ども時代に見聞きしたことを覚えていた。

わたしが生まれた〔韓国の〕村では、〔むかし、この病気を〕門童病《ムンドンビョン》ちゅうんですよ。よくもこんな言葉があるなぁと思って感心したことはね、ようするに日本でね、ハンセン病のことを、昔は、遺伝病だって言った。遺伝病っていうのは、その家の家門のね、引き継いできた病気だと。門童《ムンドン》っていうことの意味のなかにも、そういうあれが含まれているわけです。門《ムン》ちゅうのは、家門です。ようするに、その家系のね、その血筋の病気《あれ》を意味する。（中略）

〔韓国でも「らい病」は〕嫌います。ある意味では、日本以上に、そういうものに対する差別意識は強いかもしれません。でもね、伝染をする、うつるとかなんとかっていう、そういう忌み嫌い方はしませんね。どちらかちゅうと、もう少し人間的にあたたかい感じの差別、って言うんでしょうか。さっき言ったような、門童《ムンドン》の

意味あいにも含まれていますけどね。そういう感じのあり方がある。

わたし、子どもの頃のことを思い起こしますとね、韓国には、このハンセン病が多いんですよ。わたしはね、八つのときに日本に来ましたけどね、その前の、自分の育ったときの記憶をたどってみますとね、たとえば、夏の朝なんかね、むこうはマダンってね、庭があるんですよ。その庭に、筵《むしろ》を敷《ひ》いて、家族が五人なら五人、座れる場所を作って、お膳の大きいのに、いろんな食い物を載っけてですね、食事をするんですけど……。西瓜にちょっと似た〔植物で〕夕顔って、ありますね。実がなるんですよ。あれの熟したやつを割って、中を掻きだして、乾かすとね、こういう容器《もの》ができるわけなんです。ひじょうに丈夫なね、叩くとカンカンと音のする。――朝、食事時になると、〔ハンセン病の〕患者がですね、そういうものをみんな下げてね、「パプチョムヂュソォー」なんちゅって、まわって来るんですよ。「ご飯少しください」ちゅう意味でね。パプちゅうのはご飯ですから。そうするとね、家の人たちはね、自分のどんぶりから、おかずやご飯をね、真鍮のシャモジでもって、もらいに来た人たちの食器にですね、やるんです。ひじょうに、あたたかみがありますよ。けっしてね、汚いとか病気がうつるとかなんていう感じじゃなくって、かわいそうだなっていう。（『栗生楽泉園入所者証言集　下』五八～五九頁）

この韓億洙の語りのなかの「遺伝病」うんぬんは、いわば後から上書きされた情報であるから、それは取り払って、彼の言わんとしているのは、ハンセン病は〝家門の病気〟だということだと読み取る必要がある。韓国でも、やはり、ハンセン病は〝家系〟〝血筋〟〝家筋〟の病として人びとに表象されていたわけである。――いま思い出したが、長年、松丘保養園の園長を務められた福西征子《ゆきこ》の『ハンセン病療養所に生きた女たち』（昭和堂、二〇一六年）でも、彼女は東北地方ではいまだに「ドスのマケ」という観念が根強く残っていることを嘆いておられた。「ドス」は東北・北陸地方でのハンセン病にたいする差別語であり、「マケ」はイッケ、つまりは家門のことである。なお、この文献自体を書架から探し出す時間的余裕がないので、このことは読書した記憶に基づいて書いていることをお断りしておく。

話を韓国に戻す。わたしたちは、二〇一二年～二〇一七年の六年間、毎年、韓国にハンセン病問題調査の旅に出かけた。国立ソロクト病院には二回訪問、宗教的バックグラウンドをもったいくつかの民間の施設、そして、ハンセン病回復者（韓国では「ハンセン人」と言う）とその家族が暮らす「定着村」を十数ヵ所まわって、聞き取りをした。そこで聞いた話に、戦後、まだ「定着村運動」が始まる前、外出制限の厳しかったソロクト（小鹿島）から脱出して、社会の片隅に群れ集うハンセン人のところに身を寄せる人が後を絶たなかったという。なぜそうするかといえば、そこを拠点に〝物貰い〟をして歩くほうが、国の収容施設であるソロクトにいるよりも〝たらふく〟食べられたからだそうだ。

かつて奄美には慣行として行なわれていたという、月に二回、決まった日に、ハンセン病罹患者たちが必要な物を貰いに来たときには、断れない。断れば、呪いがかけられると信じられていたという話と合わせて、前近代社会の日本や朝鮮半島では、ハンセン病に罹った人たちが〝物貰い〟をするのは、ある意味で一つの権利のようなものとして、人びとに受け取られていたように思われる。そのようなことがあった背景には、前近代の呪術性を帯びた世界観のなかに人びとが生きていた時代には、「癩者」とは、大気中に漂う邪気のようなもの、ある種のケガレを一身に引き受けてくれた存在として表象されていたのではないか。ゆえに、単に忌避してすむ存在ではなく、畏敬の念もおのずと抱かざるを得ない存在であったのではないか。自分たちの身代わりにケガレを一身に引き受けてくれた対価として、食べ物を恵むことは当然のことだったのではないか。

＊

定着村／定着村運動――定着村とは、ハンセン病患者とその家族のためのコミュニティのこと。一九六一年の朴正熙政権時に、患者の定着・自活をめざした事業（定着村運動）が展開された。

おける真摯な取り組みを根こそぎ、無にしたのであった。

ハンセン病の偏見はなくせるか

では、最後の大きな問題、ハンセン病への偏見はなくせるか、という問いについて考察を進めよう。偏見をなくせると言える大きな根拠の一つは、すでに偏見がなくなっている地域がこの地球上にあることが確認できることであろう。その点、すでに、欧米ではハンセン病にたいする偏見は解消していることを示すデータを、わたしたちは持っている。

栗生楽泉園に入所していた加藤三郎（故人）は、二〇〇三年七月と九月に「ハンセン病問題に関する検証会議」の聞き取り調査に応じて、自らの人生を語った。わたしたち自身が彼に会って補充の聞き取りをしたのが二〇〇九年三月、九九歳のときであった。加藤三郎は、一九一〇年生まれ。ハンセン病を発症した彼は一九三一（昭和六）年に、草津の湯之沢へ行き、湯治と点灸をしながら、「共救会」に加わって働く。栗生楽泉園の造成工事にも従事した経験をもつ。いったん郷里に戻ったあと、ふたたび、一九四一（昭和一六）年春、妻子とともに湯之沢に家を買って住み着こうとしたところ、湯之沢解散にぶつかる。徴用され軍属として赴いた外地で「らい病」と診断され、非人間的な扱いを受ける。その彼が自分の体験を、次のように語った。戦後の引揚げの場面での体験である。

〔ゴム林のなかの隔離病室にいたときに〕むこうの、イギリスの女の軍医と、それから、日本の偉い先生と、通訳と、三人、おれのとこへ来て、そして、その英国の女の軍医が、おれにはわかんねぇけれど、一生懸命、おれにむかってしゃべってるンだいね。たまに「レプラ」ちゅう言葉はわかったけれども。あとは何を言ってンだか、わかったことひとつもねぇ。で、頭を下げて、「どうも」。そしたら、むこうも頭を下げて丁寧に話してくれるから、おれも丁寧に、「どうもありがとうございました」ちゅって、礼を言った。そしたら、通訳のひとだけ残って、「あのひとは、英国の軍医のひとで、レプラは治る病気で、伝染はそんなにしない。だから、英国のほうではもう、隔離なんちゅうのは止めてしまった。これからは、家庭で親子一緒に住めるようになるから、あんたもからだを大事にして、元気に帰ってくださいって言っていた」っちゅうことね、おれにそう言われたんですよ。

おれがほんとに感謝してるのは、そのときと、あと、〔引揚げの〕大きな病院船に乗るとき。「結核のひと、こっち〔に並べ〕」「皮膚病のひと、こっち〔に並べ〕」。おれ一人、残っちまったンだいな。そうしたら、「おまえは、なんだ?」ちゅうから、「なんだかよくわかりません」。レプラだちゅうことは、自分で承知しておったけれども、むこうで言わねぇンだからさ。そしたら、むこうから偉いひとが走ってきて、「これはレプラですよ」。「レプラ、これ一人で、どうするンだい？　困ったな」「これは降ろしちまえ。陸軍のほうに、一人、レプラがいるから、そのひとと一緒に乗せていけばいいんだ」と。だけれども、アメリカの通訳のひとが来て、「いや、レプラは、一緒でも、大丈夫だ。伝染だって、ほとんどうつらない。ちゃんとおれが保証するから、みんなと一緒に乗せていってやれ」ちゅった。そして、船員が寝るような立派な部屋に……。「ベッドの部屋が、ひとつ空いてる。そこさ、入れてあげろ」。煙草からビスケットからぜんぶ入っている弁当を、一日に二食ずつ、〔日本に〕帰るまでの弁当だっちゅうンで、くれた。その、ええ部屋で一晩過ごしただけで、船から〔アメリカのひとが〕降りちゃったら、おれは、機関場のすぐ横の、ギタギタした油だらけ〔の倉庫に、移された〕。その上に、板を敷いて、そして、なんか、シーツみてぇなものを敷いて、そこさ寝て。(『栗生楽泉園入所者証言集　上』五七〜五九頁)

この加藤三郎の語りから、第二次世界大戦終了直後の時点で、すでに欧米ではハンセン病にたいする偏見が消失していることがよくわかる。

もう一例を示そう。数日前にわたしたちは沖縄を訪ね、「原告番号一三五番」と「原告番号一三六番」の姉妹《きょうだい》である、沖縄愛楽園からの退所者の女性(一九四七年生)から聞き取りをしたことは、先に述べた。そのおり、わたしたちはその女性の長女(原告番号一六四番)からも話を聞いた。彼女は一九七八(昭和五三)年生まれ。

彼女は子どものときから、沖縄愛楽園に入所していて週末しか帰ってこない母親に代わって、長女として家事のきりもりをしてきた。高校卒業後、英語に興味をもつ彼女はアメリカン大学に進学。大学一年のとき、級友の車に乗せてもらって、浜辺に行って、お弁当を食べていたとき、たまたま彼と出会う。

同年代のアメリカ軍人であった。やさしい感じの人だった。付き合い始める。彼がアメリカ本国に配置替えとなり、「一緒に来ないか」と言われる。長女として弟妹の世話から家のことをあれこれやらされてきた我慢の人生から脱出したいと思い、決断する。求婚され、結婚。四人の娘がいて、長女はすでに大学生だ。

夫が再び沖縄の基地に配属になったとき、自分が小さい頃から母に連れられて行っていた沖縄愛楽園で親しくなったおじい、おばあたちに、子どもたちも会わせたいと思い、離婚覚悟で、自分の母がハンセン病の回復者であることを夫に打ち明けた。反応はアッサリしたものであった。「ハンセン病は普通の病気でしょ」。

わたしたちは、同様の体験を、「原告番号六九番」や「原告番号五五九番」の女性からも聞いている。アメリカ社会では、ハンセン病にたいする《集合的意識としての偏見》が存在していないのだ。

これらのエピソードは、ハンセン病が古来、人びとに嫌われた病気であったとしても、一般的には、近代医学の進歩によって簡単に治る病気になってしまえば、おのずからそれにまつわる偏見も解消していくものである、という単純にして自明な事実を指し示していると言うことができる。それが日本では、そうはなっていないということは、「強制隔離政策」と「無癩県運動」という、余計な人為による作為の影響のせいである、と考えられる。わが国において、いまだにハンセン病にたいする《集合的意識としての偏見》が厳存し、欧米ではそれが存在していないことの対比は、日本が長期にわたる「強制隔離政策」と「無癩県運動」という〝余計なこと〟をやってしまったという要因をもってしか説明できない。

いや、世界の各地ではいまだにハンセン病への偏見差別が残っている国や地域が多くあるではないかとの反論もありえよう。しかし、それらの国や地域は、いまだにハンセン病の新規患者が出ているのであり、そこでの偏見は、この疾病の症状への人びとの〝素朴な恐怖感に基づく忌避感情〟として理解しておくのが妥当なはずだ。比較するのなら、すでに新規患者の発生がなくなっている国・地域を取り上げなければならない。

わたしたちは、二〇一二年から二〇一七年まで毎年、韓国調査に出かけ、国立ソロクト病院には二回訪問、宗教的バックグラウンドをもったいくつかの民間の施設、そして、ハンセン病回復者とその家族が暮らす「定着村」を十数ヵ所まわって、聞き取りをしてきている。台湾の楽生療養院も、二〇一四年、二〇一五年と二回、調査に訪れた。韓国でも台湾でも、日本と同様の、ハンセン病にたいする《集合的意識としての偏見》が厳存しており、回復者の子どもたちもいまなお、日本の家族と同様の偏見差別に苦しんでいる現実が見られた。韓国も台湾も、日本の植民地支配下において、それぞれの総督府が療養所という名前の収容所を作り、患者たちを強制隔離収容した歴史を持っている。とても、偶然の一致とは考えられない。

「強制隔離政策」によって、ハンセン病罹患者とその家族は《忌避・排除されて当然な人たち》という社会的イメージの構築をしていなければ、生活環境の改善と医学の発達によって、ハンセン病も簡単に〝治せる病気〟であり、日本のような生活水準の国では、もはや新規の発症者は出てこないという事態になれば、単なる〝素朴な恐怖感に基づく忌避感情〟などは、とっくの昔に消失していたに違いないのである。

「肺病」への偏見も「狐憑き」「犬神憑き」への偏見も消失

わたしは、ハンセン病は、わが国の前近代においては「家筋の病」として表象されていたと述べた。「家筋の病」という表現は、「家筋」と「病」の二つの項からなる。わが国で「家筋」ということで、人びとにある種の忌避感を抱かれたものに「狐憑き」や「犬神憑き」がある。また、「病」ということでは、ハンセン病と並んで人びとに嫌がられたのが「肺病」こと結核であった。

肺病は、その家の前を通るとき、鼻をつまみ、息をしないで、駆け抜けた、と言われる。疎ましく思われていた病であった。いまは、「親が肺病だった」からといって、結婚するときに、「じつは」と打ち明けようか打ち明けまいかと悩むことはない。そのことを打ち明けたとしても、「でも、もう治っているんでしょ」で、話はおしまいとなり、後をひくことはない。結核を病んだひとたちは、転地療養の必要性もあって、「結核療養所」で、一定の期間、療養生活をおくることはあったが、強制的に「隔離収容」されたわけではない。医学の発達で簡単に治る病気のひとつになったら、疎んじられることもなくなった。

かつて、「家筋」の問題として、「狐憑き」や「犬神憑き」があった。だからといって、国がかれらにたいして、「無〇〇憑き県運動」を組織化して、居場所を奪い、地域社会から追い出すようなことはしなかった。社会の近代化が進展し、いわゆる「脱魔術化」した現代社会にあっては、問題そのものがすっかり消え去った。せいぜい、この問題に関心を抱く民俗学者が、どこぞにいまでもその痕跡ぐらい残っていはしまいかと、踏査の足をあちこちに向けるぐらいだけだ。ハンセン病も、「強制隔離政策」と「無癩県運動」という〝余計な作為〟の影響が加えられていなければ、とっくに偏見の対象ではなくなっていたはずである。

そして、「強制隔離政策」と「無癩県運動」後の《集合的意識としての偏見》（以下、「以後の偏見」と略記、また「以前の偏見」との略記も使用する）は、「以前の偏見」とは、その内実においても、それが及ぼす影響力の点でも、まったく別のものと言いうるのであって、たしかに、無から有を創り出したわけではないけれども、それをもって「以後の偏見」が作出されたと捉えることは、社会学的にみて、十分納得のいく修辞法であると言うことができる。

たとえば、「原告番号三番」の語りに出てくる製麺屋のおばさんの、施しをするという善なる行為を、人目を忍んで行なわなければならないなどということは、「以前の偏見」の影響下ではありえないことである。「以前の偏見」のもとでは、ハンセン病罹患者にたいして施しをすることは、誰しもがそうすることが望ましいと観念されていたのである。そういった事態は、「強制隔離政策」と「無癩県運動」は単に「以前の偏見」を助長したにすぎないという捉え方では、説明ができない。

あるいは、結婚の問題でも同じようなことが言える。「以前の偏見」のもとでは、ハンセン病の患者がでた家は「家筋の病」にとり憑かれていると表象されていたのであるから、その表象を共有している人にとっては、ハンセン病患者がでた家と婚姻関係を結ぶという選択肢は最初から存在しない。その意味では、迷い、躊躇い、葛藤するという心的現象がそこに生ずることはありえないと言ってもよい。いっぽう、そういった表象を迷信として信じない人にとっては、迷い、躊躇い、葛藤を抱え込むこと自体がなく、婚姻を取り結ぶことに障害はない。

「強制隔離政策」と「無癩県運動」が作り出したのは、「以前の偏見」とは別物の《集合的意識としての偏見》であったと確言しうる。

なお、かかる新しい「以後の偏見」が、いったん構築されてしまうと、その偏見の本性たる「対象にたいする嫌悪と敵意」をより強固なものにするべく、そのように機能するものなら、なんでも取り込んでいくことになる。つまり、いったん「偏見の枠組み」ができあがると、なんでもあり。ネガティブイメージでありさえすれば、その「偏見の枠組み」を作り出す際には否定したはずのものさえ動員する。「強烈な伝染病」がキーワードだったはずが、「家筋」観念が近代的な用語に衣替えした「遺伝病」もが取り込まれつつ、「偏見の枠組み」は、いっそう肥大化し、強固なものへと凝結していく。例の「決議文」には、「遺伝性」と「伝染病」が並列的に書き込まれていた。ちょっと考えれば、そのおかしさ、矛盾に誰でも気付いて不思議ではないはずであるが、肥大化してしまった「偏見」は、そういった矛盾にはいっさいおかまいなしになんでも呑み込んでいく。部落差別の問題でも、「部落の人たちは人種が違う」との言説が平然と罷り通っていたのと、同じことである。

〝浮浪癩〟のラベリング

わたしは歴史学者ではないので、ある歴史的事象がいかに生成されてきたかを具体的に跡づける作業には深入りする意図はもたないが、二点だけ、社会学的観点からの説明が有用と思われる問題点が見られるので、言及しておきたい。

ひとつは、わが国の「強制隔離政策」はいつの時点から始まったかという問題である。つまり、一九〇七(明治四〇)年の法律第十一号「癩予防ニ関スル件」の、いわゆる〝浮浪癩〟の収容から強制隔離が始まったのか、いや、あれはほんとうに困っている患者たちだけを「救済」したのであって、全ての患者を隔離収容の対象とした一九三一(昭和六)年の「癩予防法」の制定からが強制隔離なのか、という問題である。

社会学者としてのわたしの観点からは、明治四〇年の法律第十一号「癩予防ニ関スル件」が成し遂げたのは、ハンセン病に罹った人たちを二つのカテゴリーに分割することであった。ひとつのカテゴリーは「救護者」があって「療養ノ途ヲ有」する者たち。残りの人たちには、法律には直接その言葉は書き込まれはしなかったが、事実上、「浮浪癩」という名辞を与えた。これは、社会学的には「ラベリング」(レッテル貼り)と言われる行為である。

なぜそう言えるのか、少しく説明しよう。一つの社会現象にたいして「浮浪」の文字が、いわば素直に用いられたケースは、戦後、上野界隈などに屯《たむろ》していた「戦争孤児」たちが「浮浪児」と呼ばれたものであろう。東京大空襲などで家を焼かれ、親をはじめ頼るべき親戚縁者を失った年端もいかない子どもたちが、今風に言えばストリートチルドレンの状態を余儀なくされた。かれらは、靴磨き等をして働きもしたが、到底それだけでは糊口を凌げず、カッパライなどもし、あるいはまだ幼い身でありながら、いわゆる春をひさぐことで、必死に生きながらえようとした。こういった「浮浪児」を施設に保護しなければならないという発想は、しごく当然のことであったろう。

しかし、「癩予防ニ関スル件」で、強制的に収容された人たちのなかには、療養所から逃げ出した人たちが多い。最も有名なのが、昭和一八年五月一一日に草津の「重監房」で獄死した満八十山《みつるやそやま》であろう。たしか彼は四国で乞食を生業《なりわい》として暮らすハンセン病罹患者たちのリーダーであったが、強制収容に遭っては逃走を繰り返し、当局からは悪質であるとして、自転車泥棒の嫌疑を掛けられて（裁判手続きなしに）夫婦ともども「重監房」送りにされたものである（沢田五郎『とがなくてしす——草津重監房の記録』皓星社、二〇〇二年、五九〜六二頁）。

明らかに「戦争孤児」とは置かれた境遇が違う。満八十山たちは、社会の片隅にではあれ、居場所と生業をもって生きていたのだ。この時点で欠けていたものがあるとすれば、治療を受けられる通院施設が、皆無であったわけではないが、あまりに不足していたということのほうであったろう。にもかかわ

重監房——一九三八（昭和一三）年、栗生楽泉園に設置された監禁所で、施設側の呼称は「特別病室」。部屋には暖房がなく、投獄された患者に多くの凍死者・餓死者を出した。一九四七年に廃止された。

らず、「救癩思想」は、かれらが望みもしていなかった「癩療養所への収容」を、よきこととして、無理やり推し進めたのである。

かかる意味において、わが国の「強制隔離政策」は明治四〇年の法律第十一号「癩予防ニ関スル件」の時点から始まっていたと言うべきであろう。なお、社会学で言う「ラベリング」とは、その実態がないのに、一定のレッテルを貼ることで、社会的にその貼られたレッテルのほうに合わせて処遇してしまうことの正当化の手続きのことである。

〝慈悲深き皇室〟シンボルの利用

もう一点は、わたしが「広島高等裁判所松江支部平成二七年（ネ）第七七号事件」において提出した「意見書」の註で論じた、〝らいは恐いぞ、恐いぞ〟と喧伝する「顕教」の論理と〝らいはそう簡単にはうつりはしないものだ〟という「密教」の論理の使い分け（拙著『「こんなことで終わっちゃあ、死んでも死にきれん」――孤絶された生／ハンセン病家族鳥取訴訟』世織書房、二〇一八年、八九〜九三頁）をめぐって、資料的に補充しておきたいことがある。

わが国政府が執拗に「強制隔離政策」と「無癩県運動」を推進していくにあたっては、〝慈悲深き皇室〟シンボルの利用をも行なった。それをめぐっての、興味深い聞き取りがあるので、ここで紹介しておきたい。

語り手は、「多磨全生園医療過誤訴訟」の原告となった山下ミサ子（裁判上の仮名）。彼女は一九三八（昭和一三）年生まれ。星塚敬愛園に入所している一九歳のときの体験だというから、一九五七（昭和三二）年頃のことだ。

〔わたしが〕敬愛園にいたときに、ちょうど高松宮殿下〔御夫妻〕がみえて。〔藤楓協会の〕濱野〔規矩雄〕理事長が連れてきて。それでわたしらが並んでたら、〔看護〕婦長さんが洗面器に消毒液を持って、妃殿下の後ろを歩いてるのね。そしたら、高松宮様が「患者さんの前で、こういうことしないでほしい。捨ててください」って捨てさしたの。それで、わたしらのとこ回ってこられて。わたしが、こうして下うつむいてたら、「いま何歳なの？」って。「一九歳です。うちへ帰りたい」って泣いちゃったの。そしたら、妃殿下がね、「帰れるよ、帰れるよ」って、一生懸命なでてくれて。(14)

このあと彼女は、高松宮夫妻、三笠宮夫妻、麻生和子などの知遇を得ることになるのだが、それにしても、この語りが示しているのは、予防着を着用もせず、〝消毒液の入った洗面器〟を捨てさせ、患者

14　福岡安則・黒坂愛衣「ハンセン病療養所の医療過誤——医療過誤訴訟原告からの聞き取り」埼玉大学大学院紀要『日本アジア研究』第一六号、二〇一九年。

である彼女の身体に触れるという高松宮夫妻の行動を、その場にいた藤楓協会の濱野規矩雄理事長や敬愛園の園長はじめ医者たちが、誰も〝そのようなふるまいはハンセン病がウツル危険な行為だから、おやめください〟と止めてはいないということだ。

すでに、隔離政策を推進する側の人間たちが、この時点では、ハンセン病は容易にウツル病気ではないことを熟知していながら、対国民一般には、なお〝強制隔離の必要性〟を説き続けていたことの欺瞞性が明らかである。

これでは、わが国のハンセン病にたいする《集合的意識としての偏見》は、消失に向かうどころか、なおいっそう強化され続けていたと言うべきである。

日本の啓発活動は的を外してきた

さて、それでも、二〇〇一（平成一三）年の熊本地裁判決、そして政府の控訴断念以降、ハンセン病への偏見を解消すべく一定の啓発活動が実施されてはきた。

しかし、わたしのこれまでの調査研究活動による知見からすれば、政府や地方自治体等が実施してきた啓発活動は、的を外した、効果のないものであったとしか評価できない。

それは、なによりも、啓発の推進者たちが「偏見の本性」を理解せず、〝「正しい知識」を教えれば偏見は除去されるはずだ〟との思い込みのまま、言うなれば闇雲に取り組んできたにすぎないからである。

オルポートは、分厚い著書『偏見の心理』の最後の部分で、こう述べている。

集団の歴史や特徴、また偏見の本質、などについて科学的に確実な知識を教えたり公刊したりするのはたしかに無害である。でもそれは教育者の多くが信じたがるほどの万能薬ではない。（四〇二頁、強調は引用者）

いわゆる〝正しい知識〟を教えることは、せいぜい「無害」だとは言えても、偏見をなくす「万能薬ではない」と、オルポートは喝破しているのだ。この点を、わが国の啓発推進者たちはまったく理解していない。

「正しい知識」の修得と「差別的態度」は無関係——同和問題意識調査結果

ここに一つのデータがある。『人権問題に関する住民意識調査報告書　一九九九年度』である。これは、「社団法人千葉県人権啓発センター」が千葉県内の君津市、関宿町、佐倉市の三市町から委託された調査を、わたしが主任研究者として、調査票の設計から調査の実査、回答票の分析までを行なったものである(15)。ここで「人権問題」として焦点を当てて解析したのは、「同和問題」での結婚差別の問題である。

この統計的意識調査によって確認された重要な知見は、次のとおり。

まず、「「身内の結婚問題への態度」にたいする諸要因の影響力の強さ」についての分析結果（一〇七頁）を示す表を再掲し、その意味するところの説明文を引用しておく（表1）。

表1 「身内の結婚問題への態度」に対する諸要因の影響力の強さ

要　因	相関係数	ベータ係数
性別	.054*	.071**
年齢	.208**	.220**
学歴	−.081**	.015
階層意識	.019	.008
「同和問題の知識度」	.024	−.004
「ホンネ意識」	−.258**	−.066**
「タテマエ意識」	.030	.052*
「共感視」	.115**	.088**
「マイナス視」	−.249**	−.211**
「異質視」	−.325**	−.262**
「部落差別解消論」	.134**	.075**
「寝た子を起こすな論」	−.139**	−.016
「問題関与的態度」	.081**	.049*
「逆差別論」	−.170**	−.049**
「啓発や運動を支持」	.032	.030
しきたり大切	−.205**	−.084**
まわりを気にする	−.204**	−.108**
考えを曲げない	.123**	.045

注1：N=1685　R^2=.284

注2：*はp<.05、**はp<.01で有意

出典：『人権問題に関する住民意識調査報告書　1999年度』社団法人千葉県人権啓発センター、2000。

コントロール要因以外で導入した説明要因のなかで、ベータ係数がきわだって大きな絶対値を示

したのは、「同和地区に対する異質視」の変数（β＝－.262）と「同和地区に対するマイナス視」の変数（β＝－.211）の二つであった。すなわち、同和地区出身者との「身内の結婚問題」で人びとが拒絶的な態度をとるかどうかに最も大きな影響力を及ぼしている要因は、「同和地区に対する異質視」「同和地区に対するマイナス視」という偏見にみちたイメージをどれだけ内面化しているかにかかっていることが判明した。より具体的に述べれば、「同和地区の人たちは、身分が低い」「同和地区の人たちは、生まれが違う」といった偏見に囚われて、〝同和地区の人は、同和地区外の人とはなにかしら違う人たちだ〟と思い込んでいる人（「同和地区に対する異質視」の内面化）や、「同和地区に生まれないでよかった」「同和地区というと、暗いイメージがある」「同和地区の人は、かわいそうだ」といったイメージを抱いている人（「同和地区に対するマイナス視」の内面化）が、「身内の結婚問題」に際してきわめて差別的な態度をとりやすい、ということである。（中略）

なお、「同和問題の知識」が多いか少ないかは、身内の結婚問題に際してどんな態度をとるかということとは、まったく関係がなかった。つまり、同和問題の知識をいっぱい持っているからとい

15　同様のかたちで、一九九七年度には千葉県内の松戸市、酒々井町、野田市三市町の住民を対象に、一九九八年度には佐原市、神埼町、大栄町三市町の住民を対象に、ほぼ同一の調査票を用いて意識調査を実施している。三年続けて、統計的意識調査をおこなったところ、きわめて安定した調査結果が得られたので、これ以上同一の調査票による調査の実施は公金の無駄遣いと判断し、翌年からは他の社会学者に調査の実施を委ねた。ここでは煩瑣を避けるため、一九九九年度調査の結果だけを取り上げる。

って、差別的な態度をとらないという保証はまったくないのである。（一〇七～一〇八頁、強調は引用者）

なお、表1で「同和問題の知識度」としたのは、「部落地名総鑑事件」「明治四年の「解放令」」「同和対策審議会答申」「水平社宣言」「『橋のない川』」「狭山事件」について、それぞれ「1　詳しく知っている」「2　少しは知っている」「3　言葉だけは知っている」「4　まったく知らない」の四点尺度で回答してもらい、その回答結果を単純加算したものである（二六頁）。これらは、一般に、学校同和教育や社会啓発の場面で「同和問題についての正しい知識」として生徒や参加者に教えられたものである。また、「身内の結婚問題への態度」は、「仮に、あなたのごく身近な肉親の方（たとえば、お子さんやお孫さん、兄弟姉妹など）が結婚しようとしている相手の人が同和地区の出身だとわかったとします。その場合、あなたならどんな態度をとると思いますか」と尋ね、「1　相手の出身など、まったく問題にしない」「2　迷いながらも、結局は本人の意志を尊重するだろう」「3　迷った末、結局は考え直すように言うだろう」「4　考え直すように説得する」の四つの回答選択肢から一つを選んでもらったものである（六七～六八頁）。

つとにオルポートが指摘していたように、人が一定のカテゴリーに属する人たちにたいして差別的態度をとるかどうかは、いわゆる〝正しい知識〟をどれだけ修得しているかどうかには、まったく関係がないのである。したがって、偏見を取り除くために、〝正しい知識〟を教え込むことは、意味がないと言ってよい。

オルポートが、〝正しい知識〟を教えることは、偏見をなくす「万能薬ではない」と、六四年も前に言い切ったことが、今日的な統計的調査でも裏付けられたわけである。

部落地名総鑑事件――一九七五年、部落解放センター(現・大阪人権センター)に匿名の投書があり、「部落地名総鑑」の存在が明らかになった。「部落地名総鑑」には、被差別部落の名前、所在地、戸数、主な職業等が府県別に記載されていて、企業が採用にあたって部落出身者を排除したり、個人が子どもの結婚相手を調べるために使われていた。

明治四年の「解放令」――一八七一(明治四)年、明治政府がだした穢多非人等の称や身分の廃止などを記した太政官布告。

同和対策審議会答申――一九六五年に出された政府審議会の答申。部落差別の解消は「国民的な課題」であり、「国の責務である」と明記したもの。

水平社宣言――一九二二(大正一一)年、被差別部落の人々が差別からの解放を目指して創立した「全国水平社」の創立大会で読み上げられた宣言。

『橋のない川』――住井すゑが著した小説。明治時代後期の奈良県のある被差別部落(小森部落)が舞台となっている(住井すゑ『橋のない川』第一~七部、新潮社、一九六一~一九九二年)。

狭山事件――一九六三年に、埼玉県狭山市で女子高校生が行方不明になり、脅迫状がとどけられる事件があった。警察は身代金を取りにあらわれた犯人を取り逃がし、その後、女子高校生は遺体となって発見。捜査に行き詰った警察は、付近の被差別部落に見込み捜査を集中させ、証拠もないまま石川一雄さんを別件逮捕し、犯人にした冤罪事件。石川さんは、今なお再審請求中。

したがって、科学的に〝正しい知識〟を教えることで、マジョリティの抱く偏見を除去しようとすることは、的外れの営為であると断言できる。

なお、わたしがやったこの意識調査は「同和問題」に関するものであって、「ハンセン病問題」ではそうは言えないのではないか、というコメントが出てくることがあるかもしれない。「同和問題」での偏見のありようと、「ハンセン病問題」での偏見のありようとは、本質的にまったく違ったものであって、偏見における〝正しい知識〟の占める位置は異なると主張するためには、「ハンセン病問題」をめぐって、わたしがやったような意識調査をやったうえでなければ、それは単なる憶測にすぎない。現時点で、わたしは「ハンセン病問題」に関する社会学的な意識調査が実施されたということを寡聞にして知らない。

そうであれば、偏見は〝対象にたいする誤った認識〟ではなく、〝対象にたいする嫌悪・敵意〟からなるという「偏見の本性」からして、「同和問題」での意識調査の結果は、「ハンセン病問題」でも当然、妥当性をもつと考えるのが至当である。

社会啓発では当事者の体験談が最も効果的

同じ調査報告書から、もう一つ、興味深い調査結果を示しておこう。どのような形態の社会啓発に参加したかということと、社会啓発に参加しての印象とのあいだには、どのような関連があるかを調べた

表2　「プラスの印象」の形態別平均値

形　態	回答数	平均値
「現地視察など」	4	−.899
「同和地区の人の話」	52	−.710
「映画、ビデオの上映」	125	−.292
「学者、文化人の話」	26	−.166
「グループ討議や体験発表」	8	−.121
「学校の先生の話」	24	−.111
「企業の啓発担当者の話」	19	.156
「行政の人の話」	26	.286

出典：『人権問題に関する住民意識調査報告書　1999年度』社団法人千葉県人権啓発センター、2000。

ものである。

やはりまず、表2「「プラスの印象」の形態別平均値」（一五九頁）を再掲しよう。なお、表において、平均値がマイナスで絶対値が大きいものほど、「プラスの印象」が強かったことを示す。

ここで「社会啓発に参加してのプラスの印象」とは、「人権の大切さがよくわかった」「内容が興味深かった」「差別をなくそうという気持ちが強まった」「わかりやすかった」「主催者や講師の熱意を感じた」といったものである（一五八頁）。

そして、この表において、回答数が一定数以上で、「社会啓発に参加してのプラスの印象」が強かった形態としては、「同和地区の人や解放運動団体の人の話」が群を抜いている。有識者や学校の先生、企業の啓発担当者、行政の人の講話は、要するに、効果が薄い、ときには逆効果の場合さえ懸念されるということである。――被差別当事者による自分の体験の語りが最も啓発効果があるという点については、またのちほど触れることにしよう。

啓発効果を測定しない国や行政の啓発事業

わたしは、二〇〇二年一〇月〜二〇〇四年三月まで千葉県知事の委嘱を受けて「千葉県人権問題懇話会」の座長をつとめ、「千葉県人権施策基本指針」（二〇〇四年）作成のとりまとめをおこない、続いて、二〇〇四年六月〜二〇一一年三月までの七年間、「千葉県人権施策推進委員会委員長」をつとめた。この委員の選定にもわたし自身が関与し、わたしのような研究者、そして弁護士だけでなく、被差別部落出身者、在日韓国人、知的障害をもつ子の親などの社会的マイノリティ当事者、あるいは、ホームレス問題にかかわる牧師、子どもの人権問題にかかわる人等に委員になってもらい、ほぼ毎月開催される委員会には、県内に住むアイヌの人、セクシュアルマイノリティ当事者、刑を終えて出所した人等々においで願って、体験と思いを語ってもらったり、あるいは、二〇〇六年度に「社会福祉施設における入所者の処遇に関する人権擁護基準」を策定したときには、県内の児童養護施設、障害児施設等を訪ねるフィールドワークをしたりして、わたしにとっても毎回が興味深く勉強になる委員会であったが、毎年、年度末の委員会は退屈きわまりなかった。それは、その年度の〝事業報告〟（それらの事業のほとんどが国からの委託のかたちでなされていたものである）が委員会にたいしてなされ、承認を求められたのであるが、パンフレットを何枚作成した、ポスターを何枚作成した、人権講演会を何回開催し、延べ参加人数は何人になった、それに費やした予算はいくらであった、といった数字の羅列であった。委員長としてわたしは「そのようなことは提出された書類を見ればわかることなので、そうではなく、こういう事業をやったところ、かくかくしかじかの効果を達成できたと思うという、肝心なことを報告してほしい」と注文を付けると、とたんに、報告担当の県職員は黙りこくってしまうのであった。

効果分析のない事業は、無意味であろう。

以上、わたしのみるところ、「ハンセン病問題」における人権教育、社会啓発の多くは、的はずれで、かつ、効果分析を伴わないかたちでの営みであったのではないかと思うのである。

「対等地位の接触」もしくは「出会い、ふれあい、語らい」

では、どのような取り組みなら、偏見を解消していくことができるのだろうか。

オルポートが答えを出している。「対等地位の接触」を進め、深めていくことである。あるいは、「出会い、ふれあい、語らい」という言葉で表現してもよいだろう。

この「出会い、ふれあい、語らい」という言葉は、埼玉大学の大学院修士課程のときから、一年一〇ヵ月にわたって、栃木県内の被差別部落に住み込んでのフィールドワークをした黒坂愛衣が書いた全三冊からなる『とちぎ発〈部落と人権〉のエスノグラフィ』（創土社、二〇〇三／二〇〇四年）の二冊目「Part 2」に付したサブタイトルであった。これを読んだ、部落解放同盟の機関紙『解放新聞』の編集長だった笠松明宏（故人）は、わたしに「いい本がでました。これを読んでもらえば、部落にたいする偏見はなくなるでしょうに」と書き送ってきて、わたしは彼女の三冊目の本の裏表紙に、この言葉を使わせてもらった。ただ、悲しいのは、「これを読んでもらえば、部落にたいする偏見はなくなるでしょうに」と、末尾に「に」が付いていたことだ。このような地道な本が、爆発的な売れ行きを示すことは期待しても無理、という諦念が笠松編集長にはあったのだと思う。

わたしは、一九九二年に埼玉大学教養学部に教授として着任して以来、二〇一三年三月に定年退職するまで、毎年、調査実習で一五人ほどの学生を連れて、栃木県内の被差別部落を訪ね、一泊二日で、地域の視察、部落の人たちからの聞き取り、飲食を共にするといった教育実践をしてきた。およそ二〇年間で、たかだか三〇〇人程度にしかならないが、それでも、そういうかたちで部落の人たちとの「出会い、ふれあい、語らい」を体験した学生たちの大多数は、偏見に囚われない自己を獲得できたのではないかと思っている。

「ハンセン病問題に関する検証会議」の「検討会」委員を委嘱された二〇〇三年四月～二〇〇五年三月には、ゼミの学生を総動員して、何度も何度も繰り返し栗生楽泉園を訪ね、入所者のみなさんからの聞き取り調査の補助をしてもらった。その後も、ハンセン病問題に関心をもったゼミ生は、北は松丘保養園から南は宮古南静園まで、泊まり掛けの調査に連れていった。こういう体験をした学生たちは、やはり、ハンセン病にたいする偏見から自由になりえていると信ずる。

なぜ、そういうことが言えるのかといえば、〝正しい知識〟を与えられたからでもなく、〝差別はいけません〟という規範を押しつけられたからでもなく、当事者との「出会い、ふれあい、語らい」を通して、〝なんで、目の前のこの人が差別されなくちゃならないの。そんなのおかしい〟という身体感覚が養われるからだと思う。なにか、身の回りで差別事象が生じかけたとき、パッと具体的に〈ひとの顔〉が思い浮かぶ。このことほど、偏見への同調圧力に抗する力になるものはないのだ。

わたしはすでにリタイアした身であるが、いまは、東北学院大学に職を得た黒坂愛衣が、その跡を継いで、学生たちを、被差別部落に、ハンセン病療養所に、連れていっている。

じつは、このような「対等地位の接触」もしくは「出会い、ふれあい、語らい」の取り組みは、各地に見られる。

「ハンセン病市民学会」に「神美知宏・谺雄二記念人権賞」が設けられ、二〇一七年五月の第一三回ハンセン病市民学会総会において、第一回の人権賞を、研究部門では『ハンセン病家族たちの物語』を書いた黒坂愛衣が受賞し、活動部門では「盈進《えいしん》中学高等学校ヒューマンライツ部」が受賞した。盈進中学高等学校は、広島県福山市にある中高一貫の学校であるが、「ヒューマンライツ部」はその活動の一つとして、長年、延和聰《のぶかずとし》先生の助言のもと、長島愛生園の入所者たちとの交流を積み重ねてきている。

他にも、思いつくままに挙げていけば、高松沖の大島にある高松市立庵治《あじ》第二小学校は、大島青松園の官舎に住む職員の子どもたちの学舎《まなびや》である。近年、該当する年齢の児童がいないと休校、子どもがいれば学校再開を繰り返しているが、ここで学んだ子どもたちは、大島青松園の入所者のみなさんとの濃密な交流をとおして、偏見の欠片《かけら》ももたない澄みきった瞳をしている。

栗生楽泉園の副園長だった並里まさ子医師が埼玉県所沢市に開院した「おうえんポリクリニック」は、ハンセン病療養所からの退所者のみなさんが気楽に通えるクリニックとしての実績を積み重ねてきている。

福岡県豊前市の「ホームステイセンター柿の木」は、毎年暮れに、餅搗き大会を開き、そこに星塚敬愛園の入所者のみなさんを招いて、地元の中高校生や市民たちとの交流を深めてきた。

「群馬・ハンセン病問題の真の解決をめざし、ともに生きる会」、「ハンセン病首都圏市民の会」、星塚敬愛園がある鹿児島県鹿屋市の「ハンセン病問題の全面解決を目指して共に歩む会」といった、ハンセン病問題の解決をめざして、ハンセン病回復者とともに地道な活動をしているグループも、「出会い、ふれあい、語らい」の実践を継続している団体である。大阪の「ハンセン病回復者支援センター」と「ハンセン病関西退所者原告団いちょうの会」とのつながりも、長い年月と豊かな実績をもつ。

わたしの視野に入っていないだけで、ほかにもいっぱい、草の根レベルでこのような活動をしているグループがあちこちにあるに違いない。

ただ、こういった「対等地位の接触」もしくは「出会い、ふれあい、語らい」の実践は、人びとが偏見から自由になる着実な道であるが、これまですべて手弁当でやってきており、これらの実践の効果が、社会全体レベルで目に見えるようになるまでは、まだまだ果てしない時間が必要とされる気配である。

なお、先に、有識者等が講演するよりも、当事者が自分の体験してきたことを語るのを目の前で聞くほうが啓発の効果があることが、統計的意識調査の結果として確認できることを示したが、それも、ここで述べてきたような「出会い、ふれあい、語り合い」の一面を含むからだと解釈できよう。

偏見解消のための実効性のあるプラン

もう一度、いま考察していることの問いに立ち返ろう。

ハンセン病への偏見はなくせるか？　なくせるとしたら、そのためのプランはいかなるものとして考えられるか？

もし、ハンセン病問題をめぐっての偏見除去のための教育や啓発の推進方について、国の責任ある部署の担当者が、わたしのもとに助言を求めてくれば——これまでに、そういったことは一切なかったのであるが——、わたしは次のようなプランを示すであろう。

ハンセン病問題をめぐっての《偏見除去の実践プラン》は、四つの柱からなる。

第一に、《国自身の加害性に基づく自己反省・謝罪》
第二に、《マイノリティ当事者のエンパワーメント》
第三に、《対等地位の接触》《出会い、ふれあい、語らい》の地道な実践
第四に、《加害性の自己反省に立った元加害者による呼び掛け》

順次、説明していこう。

第一の《国自身の加害性に基づく自己反省・謝罪》であるが、これまで縷々述べてきたように、いま

だにハンセン病にたいする《集合的意識としての偏見》がわが国社会に根深く厳存していることの責任は、ひとえに日本政府にあるのであって、それゆえに、ハンセン病罹患者の家族たちまでもが、いまなお偏見差別に怯えながらの生活を余儀なくされていることは明らかである。その国自身が侵した加害性への真摯な反省に立って、衷心からの謝罪の意思を、ハンセン病罹患者の家族たちに表明すべきである。そして、かかる国の謝罪、反省は、ハンセン病回復者のみならず、その家族たちにまで及んでいる偏見差別の除去にとって、必要不可欠な条件でもある。国は、家族をも対象とした《集合的意識としての偏見》の除去が「国民的課題」であることの表明をして、偏見除去のための環境作りをする責任があるのである。

第二の《マイノリティ当事者のエンパワーメント》の取り組みは、二つの部分から成る。ひとつは、当事者たち（ハンセン病回復者とその家族）による体験の共有、語り合い、語り継ぎ、これが大切である。自分たちが、これまで「癩／らい予防法」のもとでいかなる被害を受けつつ、いかにこれまで生き抜いてきたかを語り合うとき、家族のなかのある人がハンセン病を発症したことが悪かったのではなく、それにたいする政府の政策が間違っていたのだと確信することができ、それにともなって「自尊感情」の自己回復が達成できるからである。

いまひとつは、「歪められた知識、情報」の是正である。ハンセン病回復者やその家族たちにとってこそ、病としてのハンセン病に関する、現時点での「正しい医学的知識」の共有が価値をもつ。〝ウツル、ウツル。恐い病気だ〟と信じ込まされたデマゴギーを、いまでも抱え込まされているのは、当事者にほかならない。それゆえ、わが子へのスキンシップができなかったハンセン病回復者は多い。いつ自分もハンセン病を発症するかもしれないと、見えない恐怖におののいてきた家族は多い。正しい知識に接触して、解放されるのは、当事者サイドなのだ。

こうして「自尊感情」を取り戻し、安定したセルフ・アイデンティティを再構築できた当事者たちが、マジョリティ側を対象とした啓発の場面に積極的に関与するようになったとき、《集合的意識としての偏見》を解体させていく見通しも生まれてくる。

ただ、現状をみるかぎり、多くのハンセン病回復者たち、そして、圧倒的多数の家族たちが、自分たちの体験と思いを世の人びとに伝えたいという思いと、人前に素顔をさらしたとき、自分に連なる人たちが、ふたたび偏見差別の標的とされはしないかとの怯える気持ちの双方をもち、後者の怯える気持ちのほうが勝っているのが現実だ。あわてず、当事者が自分の体験と思いを語れる環境をつくっていかなければならない。

第三の《対等地位の接触》もしくは《出会い、ふれあい、語らい》の地道な努力については、すでに多くを述べたように思うので、ここでは繰り返さない。ただ、いわゆる〝正しい知識〟ではなく、《対等地位の接触》もしくは《出会い、ふれあい、語らい》をとおして、マジョリティ側に属する人たちの

セルフ・アイデンティティ――自己同一性。「自分は何者であるのか」の自己定義と、取り替えのきかない自己の存在証明である。精神分析家、E・H・エリクソンによって定式化された概念。

抱くマイノリティ当事者にたいするイメージがネガティブなものでなくなっていくことの、実践的な価値は計り知れないことは、再度強調しておきたい。

第四の《加害性の自己反省に立った元加害者による呼び掛け》であるが、この点については少々説明を要しよう。「差別はいけません。偏見をなくしましょう」といった抽象的一般的な教え諭しでは、まったく効果がないことは周知のことである。ましてや、そのような規範を頭から押し付けようとするのでは、かえって反発を招くだけに終わりかねない。

そうではなくて、大事なのは、自身なり、あるいは自分の身近な者が「強制隔離政策」「無癩県運動」のなかで、具体的に隣人の追い出しに関与してしまったとか、差別的加害行為としてのイジメを率先してやってしまったことの自己反省を踏まえて、啓発活動の先頭に立つことである。

わたしには、その具体的なイメージがある。「原告番号二一番」の男性（一九六三年生まれ）に会って聞き取りをしたのは、最高裁が「特別法廷」問題での検証結果を公表した前日、二〇一六年四月二四日であった。彼は子どものとき、あるハンセン病療養所の近くで生活していた。父親がその療養所の入所者で、週末に家に帰ってくるような暮らしだった。小学校二年生以降、強烈なイジメが始まる。療養所の職員の子どもが同じクラスにいて、彼にたいして「ドスの子」という、強烈な差別言辞を投げつけて、クラスじゅうに広まってしまったのだ。体格がよかった彼も、「ドスの子」という差別語を投げつけられると、身が竦《すく》んでしまったという。冬の凍った池に突き落とされもした。

ところが彼は、聞き取りで「中学校になると、担任の女の先生がきちんと対応してくれて、イジメはおさまった」と語った。わたしたちは彼のこの言葉が気になって、電話を入れて、詳しい状況を聞いてみた。先生が同級生たちを説得してくれた場面には、彼は同席していなかったという。しかし、彼が当時の同級生に聞いてくれたことで、事情がわかってきた。その同級生が語ったところによると、「記憶は定かではないが、自分の心に残っているのは、「きみたち、自分の親がそうだったら、どうよ？」という言葉だった」とのこと。なんと、その同級生、小学校時代に、彼にたいして「ドスの子」と言って、徹底的にいじめ抜き、周りの人に言いふらして、彼を孤立させた張本人だったのだ。しかし、担任の先生の、その決定的な一言で、この同級生は態度をあらため、それからは「原告番号二一番」の男性と親友になって、いまもその関係が続いているのだという。

特別法廷——一九一六（大正五）年にハンセン病療養所長に裁判を経ずに入所者を処罰できる「懲戒検束権」が付与されて以降、ハンセン病罹患者は「裁判を受ける権利」を奪われてきた。一九四七（昭和二二）年に日本国憲法が施行され、「裁判を受ける権利」が回復したはずであった。ところが、最高裁は一九四八（昭和二三）年、「癩患者を被告人とする裁判」は、裁判所ではなく、ハンセン病療養所内もしくは刑務所内に「特別法廷」を設置することで対応することを認可し、裁判の公開の原則が踏みにじられた状態が一九七二（昭和四七）年の沖縄復帰の年まで続いた。これに対して、ハンセン病問題の当事者団体が最高裁に調査を求め、最高裁は二〇一六（平成二八）年、裁判所法に違反し、差別を助長したことを認めて、謝罪した。福岡安則「ハンセン病「特別法廷」問題とは何だったのか——歴史の変わり目に被差別者の解放を押し戻そうとする権力者たち」（『部落解放』二〇一六年八月号）参照。

この同級生、言ってみれば、療養所に働く自分の親をとおして「原告番号二一番」の父親がハンセン病療養所の入所者であり、ハンセン病患者とその家族は、忌避・排除して当然との《集合的意識としての偏見》という、一種の〝魔法〟にかかっていたのが、先生の一言でその〝魔法が解けた〟のだ。

わたしには、「原告番号二一番」の男性、改心した同級生、そして担任の先生の三人がチームをつくって、ハンセン病問題の講演・研修の講師役をつとめれば、この三人組の語りの効果が抜群なものとなることは疑いないと思われるのである。「加害者」の自己の加害性を深く自覚した上での呼び掛けの言葉には、大きな力があることは間違いない。その話を聞く聴衆の心が揺さぶられる姿が、目の前に浮かんでくるようだ。

あるいは、先に取り上げた一四戸の隣保一同からなる「決議文」にかかわった「加害者」側の人たちと、一時帰宅をさえ拒まれた「被害者」とが――と言っても、あのときからずいぶん時間が経ってしまったのであるから、「加害者」となった人の子どもと「被害者」にされた人の子どもが、あらためて対面し、あのような「決議文」による地域社会からの排除が、その後どんな受苦の人生を「被害者」側にもたらしたのかを、お互いの顔をみつめあいながら語り合うことをとおして、「加害者」側の子ども（といっても、すでに六〇代にはなっていよう）が、自分の親たちが加担してしまった「無癩県運動」のおぞましさに気付くとき、そこから新たな啓発活動が始まりうると思うのだ。

ここでも、やはり、わたしの想定するのは、「被害者」の子どもだった人と「加害者」の子どもだった人が、ふたり一組となって、ハンセン病問題での啓発活動の先頭に立つ姿である。これは、素晴らしいインパクトをもった実践となることは、疑いを容れない。

あるいは、「黒髪校事件」で「黒髪会」に加わってしまった一家の、当時黒髪小学校の児童だった人でもよい、その人が、同時「龍田寮」にいて、事件のせいで居場所を奪われ、その後の苦難の人生を歩んだ人（たとえば「原告番号九番」の女性）と出会い直しをして、啓発活動の先頭に立つとき、その効果は抜群となろう。

国や地方自治体の役割

右に呈示したわたしの啓発プランには、謝罪と反省を除いて国や地方自治体の出る幕はなにもないように見える、かもしれない。

たしかに、〝お上〟と呼び習わされてきた行政が仕切る「対等地位の接触」は、語義矛盾である。したがって、わたしの提案は、国および地方自治体には、縁の下の力持ちに徹すること、サポート役に徹することをお願いしたい、ということになる。いわゆる〝金は出すけど、口は出さない〟というスタンスである。

わたしは、「千葉県人権問題懇話会」の座長として「千葉県人権施策基本指針」をとりまとめたとき、その基本理念の一つとして、《共同参画の保障》を掲げた。「男女共同参画」から「男女」という限定を外して、どんな人権問題でも、必ず当事者の声を聞くことなしには、物事を決めないということを原則としたのである。国や地方自治体が、ハンセン病問題をめぐって偏見除去の効果的な取り組みを進めようとするときも、その基本方針を決めるところから、当事者の意見が尊重されるかたちで意思決定がなされなければならない。

つまり、その基本方針を検討する委員会は、ハンセン病回復者たち、その家族たち、これまで「対等地位の接触」の実践を地道にやってきた人たちが中心となり、それを補佐するかたちで、研究者や弁護士、医師などが加わり、裏方となる事務局を行政職員が担当するのが望ましい。

そして、たとえば、ここでわたし自身が提案しているプラン自体、そのような当事者中心の委員会に提出されるべき一つの案にすぎないという位置づけになろう。もし、その委員会でこのわたしの提案が採択されるならば、委員会の決定に基づいて、①《マイノリティ当事者のエンパワーメント》に関しては、当事者たちが集まって自らの体験を語り合うことができる場の設定などの作業を行政が担うことになろうし、〝誤った情報〟の是正のためには、医師や弁護士、研究者などの専門的知識をもった者をそこに派遣することが必要になろう。②《対等地位の接触》の地道な取り組みにたいしては、十分な活動が可能となるだけの資金援助が必要になろう。

③《加害性の自己反省に立った元加害者による呼び掛け》に関しては、それが実現できるか否かは、地方自治体の担当者の関与が大きく左右することになろう。なぜなら、ハンセン病問題をめぐって地域社会等を舞台として、加害と被害の関係性がクリアなかたちで突出した事件の、加害と被害の関係者を探し出すのは、行政にしかできないことであるからだ。

地方自治体でこの問題を担当する職員は、わたしの前述の提案を目にしたとき、〝そんな無茶なことを〟と言うかもしれない。しかし、考えてみてほしい。「強制隔離政策」と「無癩県運動」が遮二無二押し進められていたとき、〝無茶なこと〟があちらでもこちらでも行なわれたのではなかったか。

先のハンセン病国賠訴訟のとき第一次原告一三人の一人、星塚敬愛園入所者の山口トキ（一九二二年生まれ）は、わたしたちの聞き取りでこう語った。

〔わたしがこの病気に〕自分自身で気づいたちゅうのは、一九歳の末ごろでしたかなぁ。眉と眉のあいだの、小鼻っていいますが、ここに薄赤ぁいのが、ちょっとできてね。（中略）〔その当時は「無癩県運動」っていうのが盛んで〕もう、まったくしらみつぶしで。いろんなところへまで、山奥まで。それこそ草の根を分けてでも探し回って、収容《あれ》しようとしてね。もう徹底しておったですね。

やっぱり、「人の口には戸を立てられない」ちゅうような調子で、誰か彼かが、どこかでか、しゃべったりなんかして、人から人に伝わって。そんなのが、自然自然に、保健所あたりにも伝わって、そして〔うちに訪ねて〕来るようになったんじゃないでしょうかね。ほンだからもう、わたしも、なぁんでこんな、いろいろ来て、あたしに、ああだこうだっち言わなきゃいけないかなぁと思って、不思議に思ってたんですよ。最初は、なんにもわからないもんで。

最初はね、二人ぐらい来て、女の人がね、何気なし、二言三言、お天気の話やらなんやらして。

療養所に行けとかなんとかそんなことも言わずに、ただ、「あなた、からだが具合が悪いですなぁ」ちゅうような調子で、やわらかぁく話が出てきてね。なんだろなぁ、あんなこと言いに来て、なんかあたしにおカネでもくれるんかなぁと思っちょった。真っ白な予防着を着て来たもんで、なんのため来たかなぁと思って。庭に立ってて、家の中に入ってこないで、ちょっと話して。そして「また来ますわぁ」ちゅうて帰って行かれて。

それからまた、二、三ヵ月してからでしたかなぁ。こんどは、また二人ぐらいね、人が替わって来たですよ。その人たちも、それとなく遠まわしみたいな話でね。「どっか具合が悪かったら、治療のできるところがありますから、言うてください」って、こんなような調子で言って、それで帰って行かれたんですが。だんだん、半年とか一年とかち、あいだが遠ぉくなって、また替わった人が来る。そンで、何回も来られるうちにね、「あんたは、家族なんかと一緒におれない病気だから、いい治療するところがあるから行かないか」言うてね。「行って、治療しなさい。そしたら、二、三年したら帰ってこれますよぉ」とかなんとか言うて、説得《あれ》されたンですが。だんだん何回か来るうちにね、「あんたの病気は人にうつる病気だから、家族と一緒に暮らすこともできない。他人《ひと》にうつしたら罪になる。家族にうつしても罪になる」とかち、人が替わって来るたんび、そういうふうに高圧的な話になってきて。それから、どうもおかしいなぁと思って。

で、「家族と一緒にいると家族にうつる」「家族と一緒には暮らせない病気だ」って、あんまり言われるもンだから、「お父さん、それだったら、わたしは山の中へでも行って住むから、山に小屋を作ってください」ちゅってねぇ、お父さんに言った。たら、「おまえじゃ、一人で山の中で暮らせるもんか」ちゅって。「わが家で家族と一緒におれないんだったら、そうするしかないから」ちゅうて。いやぁ、まぁ、昼晩泣いて父にせがんで。そして、山に小さな小屋を作ってもらって。で、〔隠れて〕生活《あれ》しておった。

あるとき、巡査さんが来てね。そして、庭に立ってて、小屋の中に入って来ないで、「おまえは、あこの療養所《びょういん》に行かん、行かんっちゅうて、粘ってばっかりおると、手錠かけてでも引っ張って行くぞ」っち、その人が言うてねぇ。まぁた、それにわたしは驚いて。こりゃあ警察までが来て、なんていうことかねぇ。あたしは悪いこともした覚えもないのに、えらい変なあれだなぁと思って、もう不思議でたまらんでねぇ。自分がハンセン病で法律上とかなんとか、そういうことがまったく田舎者でわからんでしょう。それで、変なことばっかり来て言うと思って。それから、またお父さんに、「もう、ここはいかん。もっと奥に、作ってくれ」言うて、また小屋を奥のほうにね、作ってもらって。

そうこうするうち、〔最初に山小屋に住んでから〕三年経ちましたよ。三年したら、またやってきてね。誰が教えたもンか、その山奥まで。六人か七人だったですよ。そして、「あんたがいくら逃げても、こン山奥に逃げても、全国ぅ、そんな病気をしてる人、どこまで逃げても逃げのぶことはできない」と。「よその山に逃げても、山探しするから、逃げのぶことはできないから、もう療養所に行け！」ちゅうてね、もうどうにもこうにも、なんか、袋の中のねずみじゃないけど、追い込まれてしまって、精神的に。もう、どうも逃げ場がないなぁと思って。そして、いよいよ泣きながら強制収容されたんですよ、ここに。昭和二八年三月一三日、ここへ来ました。三一〔歳〕で来たんです。（福岡安則・黒坂愛衣「山の奥の奥まで入所勧奨は追いかけてきた――ハンセン病療養所「星塚敬愛園」聞き取り」『日本アジア研究』第一〇号、二〇一三年、一九二～一九四頁）

また、山口トキは、二〇〇〇年五月一一日の熊本地裁での原告本人尋問で、次のように述べている

私は平成八年に予防法が廃止だということをテレビや新聞やラジオなんかで聞いて、「伝染力はそんなに強い病気じゃない。治る病気でした。間違っていました。家族や国民のみなさんにお詫びします」と、時の厚生大臣の菅直人先生がおっしゃったことを、目では見えませんが、テレビで言うのを私は耳で聞きました。それならば、なぜ、あれほど深刻に私は苦しんで、親も子もあれほどの苦労や心配や、本当に言葉では言い尽くせないほど家族が苦しんで、悲しんでしたものを、なぜ、もっと早く、このことを説いてもらえなかったかと、それと、国は私をああいう山奥まで行かなければならないようなふうにおっしゃってしたものを、蛇が蛙を狙ったみたいにして連れて来られたんですから、それほど怖くない病気であったら、今度は国のほうが、偏見、差別を無くするために、草の根を分けてでも、私はその偏見、差別を津々浦々、〔山奥の〕一軒家に到るまで無くしていただきたいというのが、私の強い思いでございます。（『ハンセン病違憲国賠裁判全史　第六巻　被害実態編　西日本訴訟（I）』皓星社、二〇〇六年、強調は引用者）

長文の引用となった。「強制隔離政策」「無癩県運動」のときの、まさに〝執拗な〟入所勧奨のすさまじさを感じ取ってもらうために、長い引用を辞さなかったのである。

いま、これに匹敵するような熱意をもって偏見除去に取り組んでいる公務員に、わたしは出会ったことがない。わたしの理解では、偏見は作出するときよりも、除去するときのほうが、そこに投入すべきエネルギーははるかに大きいはずなのだ。

政府は、「強制隔離政策」「無癩県運動」によって、ハンセン病にたいする《集合的意識としての偏見》を作出・助長したことを反省し、その当時に投入したエネルギーに倍加するエネルギーを投入して、その《偏見》を除去すべきである。

さらなる問いの追加

やっと書き終えたと思ってホッとしたところ、まだ議論しておかなければならない問題がもう一つあることに思い至ってしまった。

それは、家族は被害者だと言うけれども、加害者でもあったのではないかという言説の流布にたいして、社会学者としてはどのように理解すべきであるかという問題である。

わたしがハンセン病問題のうちでも、家族からの聞き取り調査も手がけるようになったきっかけは、二〇〇四年夏、「ハンセン病問題に関する検証会議」も設置期間が残り少なくなった時点で、検証会議委員の鮎京眞知子弁護士が「家族の聞き取りもやる必要がある。どなたかやっていただけませんか?」と発言し、出席委員の顔をぐるりと見回したが、誰も手を挙げる委員はいなかった。「どなたもおやりにならないのなら、わたしがやります」との言葉を発する鮎京委員の目とわたしの目が、そのとき合ってしまったのである。「では、わたしがやりましょう」と言わざるをえなかった。

わたしは、二〇〇四年五月一九日に検証会議が奄美和光園で開催されたとき、家族の立場で証言した女性を一人知っていたので、やろうと思えば家族調査もなんとかなるだろうという腹はあった。奄美の検証会議が終わった後のレセプションでテーブルを同じくした人は、「原告番号九番」の女性であった。彼女をとおして、「れんげ草の会(ハンセン病遺族・家族の会)」の会員を紹介してもらい、わたしと黒坂愛衣は、二〇〇四年九月、菊池恵楓園の面会人宿泊所「渓楓荘」に、五人の家族の方に来てもらい、聞き取りをした。

その五人とは、『ハンセン病家族たちの物語』(世織書房、二〇一五年)の「第2話　園を脱走してわたしを産んでくれた」の語り手(原告番号五番)、「第3話　父を嫌った自分が辛かった」の語り手(原告番号四番)、「第4話　父親にもっとやさしくしてあげたかった」の語り手(原告番号六番)と、「第9話　患者家族ゆえに高校退学を迫られて」の語り手、「第12話　学業中断と結婚差別の悲しみ」の語り手である。

かれらのライフストーリーを聞いて、その時点までにわたしが抱いていた〝家族イメージ〟は、大きく変容した。それまでは、わたしが〝家族〟についての話を聞くのは、入所者や退所者というハンセン病元患者の方々の口を通してであった。そうすると、自分は身内にさえきつく当たられた、一時帰省で帰っても喜ばれなかった、親が死んでも連絡さえくれなかった、といった話が多く聞かれた。なかには、〝自分は身内の者に、猫いらずを呑んで死んでしまえ、と言われたのだぞ〟と語る人にも会った。――みなさん、ハンセン病を患って以降に体験した苦難の凄まじさを伝えるために、こういったことを語ってくれたわけだ。それがわたしの耳に残っていた。

しかし、菊池恵楓園での家族五人の聞き取りをしたうえで、あらためて、それまでのハンセン病元患者のみなさんからの聞き取りを思い起こしてみると、自分がこの病気になったばかりに、故郷に残った家族が苦労をしたという話も聞いていたことに気付いた。なかには、じつは、自分の妹は結婚差別を受けて自死してしまったという悲しい話を語ってくれた人もいた。

どうしても、家族にも辛い目にあったという語りは、他者を責める語りであるだけに、声が大きい。家族も辛い目にあったという語りは、もの悲しげに、しかも、その不幸に自分がかかわっているだけに、忸怩《じくじ》たる思いもあるのであろうか、語調は控え目となる。でも、両方の語りが併存しているのだなということを肝に銘じなければならないと思えた瞬間であった。

「家族を語る」から「家族が語る」へ

ハンセン病問題で「家族の問題」に関心を寄せる人は少ないままだった。ハンセン病問題の解決に寄与すべく、検証会議解散後に作られた「ハンセン病市民学会」でも、最初の一〇年間は「分科会」のテーマに家族が選ばれることはなかった。当初から家族の問題に関心を寄せていた国宗直子弁護士とわたしとで、二〇〇五年五月、第一回のハンセン病市民学会が菊池恵楓園で開催されたとき、せめてこの市民学会に参加する家族たちが集まれる場だけは確保しておこうとの思いから「家族部会」を立ち上げ、以降、「家族部会」で手作りの企画はやってきたにすぎない。

二〇一四年五月、群馬県草津で開かれた第一〇回ハンセン病市民学会のおりに、当事者運動のトップリーダーであった神美知宏《こうみちひろ》全療協会長と谺《こだま》雄二全原協会長が相次いで亡くなったあと、神全療協会長が来年度はぜひ東京で市民学会を開いてほしいと切望しながら亡くなっていったことを耳にし、誰も引受け手がなかった「実行委員会事務局長」の役割を、誰に頼まれたわけでもないが、わたしが買って出た。そして、はじめて「家族」の問題を分科会のテーマとすべく動いた。

そのとき掲げたキャッチフレーズが《「家族を語る」から「家族が語る」へ》であった。家族について考えるとき、そのベースとなるのは、家族自身が主体となってみずからのライフストーリーを語ったものでなければならない、というのが、社会学者としてのわたしの経験の教えるところであった。黒坂愛衣も、以前から「れんげ草の会」のみなさんに、まだか、まだかと慫慂《しょうよう》されていた『ハンセン病家族たちの物語』を、第一一回ハンセン病市民学会開催に間に合うように上梓した。「いま初めて語る家族の思い」と銘打った分科会は、コーディネーターが国宗直子弁護士、パネリストを黒坂愛衣がつとめたが、報告者は全員、家族自身であった。

ここで、家族を捉える捉え方が大きく転回した、とわたしは思う。

外側から「加害」と見える振る舞いも被害ゆえ

黒坂愛衣は『ハンセン病家族たちの物語』の末尾に、「関係性の剥奪と回復の兆し——語りを読み解く」と題した論文を付した。黒坂が焦点を当てた問題局面の一つが、家族たちがハンセン病に罹った肉親に憤りの感情をぶつけてしまうという、一見すると〝加害的〟に見える事態であった。黒坂は、以下のように書く。

「肉親を奪われる」体験⑤——被差別のくやしさ・悲しみ・怒りをぶつける

最後に、〈隠す〉しんどさを生き、ときには社会的な排除や忌避にさらされることもあった《家族》たちが、そうした体験について安心して話せる場すらみつけられない孤立的状況のなか、そのくやしさや悲しみや怒りを、ハンセン病にかかった肉親本人にぶつける、といった場合があった。あるいはまた、そうした憤りの感情を、ハンセン病にかかった肉親に〝より近い〟関係にある《家族》にぶつける、といった場合があった。本書の人生物語の語り手たちは、そのようにして、ハンセン病にかかった本人と《家族》とのあいだで起きた――あるいは《家族》どうしのあいだで起きた――、やり場のない被差別の憤りの感情をぶつけ関係性を悪化させてしまうような事態の、主体であったり、対象であったり、目撃者であったりした。（四一二頁、強調は原著者）

わかりやすい言葉に置き換えれば、黒坂が家族たちの聞き取りデータを読み解いた分析結果は、家族たちが、ときに、病気になった親を憎み、恨み、疎んじさえしたというのは、幼少のときから、訳もわからないまま、周囲の人たちからひどい扱いを受け、イジメられる人生を歩ませられたことが、病気の親を見たときに、自分が辛酸を舐めたのは、この親のせいだったのだと思ってしまって、その憤りをぶつけたものにほかならない、ということである。その後、自分の苦難の人生の原因は、親が病気になったこと自体ではなく、国の「強制隔離政策」と「無癩県運動」のせいだったのだと学んでいくなかで、今度は、病気だった親に辛く当たってしまった自分を、悔やんでも悔やみきれないところに追い込まれている、そういう姿をわたしたちはこれまで何人も見てきたのである。

誰が好き好んで、自分の親を嫌い、疎ましく思うひとがいるであろうか。自分の親を嫌い、疎ましく思わせられたこと自体が、家族の受けた被害の最たるものであったのだ。

わたしはわたしで、「広島高等裁判所松江支部平成二七年（ネ）第七七号事件」で専門家証人として「証言」した際に、「究極の二者択一」という概念を用いて、家族が一見すると〝加害的なふるまい〟へと追い詰められていく場面を、以下のように説明した。

神谷弁護士　ここまでは、家族も〔患者〕本人同様の被害を被ってきたという立場でお話をいただいたんですけれども、人によっては、あるいは国などは、逆に、〝家族はハンセン病の患者さんあるいは元患者さんに対する加害者であったんだ〟というような言い方をすることがあるのですが、この点についてはは証人はどのように考えられますか？

福岡　強制隔離政策とか「無癩県運動」という世の中の大きな仕組みというのは、なかなか、普通の人にはわかりませんので、家族の人たちはしばしば、肉親がハンセン病になったせいで自分たちはひどい目に遭ったというふうに思います。そういうこともあって、病気になった肉親を恨んだり、疎ましく思ったり、実際に〝家にいないでくれ、療養所へ行ってくれ〟というふうに追い出したり、療養所に入った人に対して、親が亡くなったときのお葬式にも来てもらっちゃ困るから知らせないとか、すごく排除的なことがありましたので、やっぱり、〝家族の人は患者さんに対して加害者になったんじゃないか〟という意見を、わたしも聞いております。ただ、ずうっと、家族の人自身の聞き取りを重ねてきまして、〔それは〕ちょっと違うんじゃないかと〔わたしは考えるようになりました〕。わたしの言葉で言いますと、ハンセン病に罹った人の家族の人たちは、やっぱり、いわば究極の二者択一の状況に追い込まれています。自分が生まれ育った家族、そこには病気になった肉親も含まれるわけですが、それを守ろうとするか、それとも、これからの自分の人生、それは新しく自分が築く家庭に生まれてくる子どもも含まれるわけですが、そちらを守ろうか、というふうに二者択一を迫られていくわけです。両方守れれば、それは一番いいに決まっているんですが、実際にはそれは無理です。やっぱり新しい家庭を守ろうとする行為をとる人たちがいますが、それが、患者さんとか患者さんと寄り添った家族には、いわば加害的な行為というふうに映ったんだろうと思います。が、わたしはそういう二者択一の状況に追い込まれたこと自体が、徹底した被害者性ゆえだというふうに理解しております。(『「こんなことで終わっちゃあ、死んでも死にきれん」——孤絶された生／ハンセン病家族鳥取訴訟』世織書房、二〇一八年、二七六〜二七七頁)

「究極の二者択一」というのは、〝病気になった親を取るか、それとも、自分を取るか〟ということであり、〝病気になった親を含む生まれ育った家族を取るか、それとも、あらたに自分が結婚してつくった新しい家族を取るか〟に追い込まれてしまうということであるが、そうさせられる要因は、さまざまなものが考えられる。わたしが右に引用した「証言」をしたとき、いちばん念頭にあったのは、「広島高等裁判所松江支部平成二七年(ネ)第七七号事件」の原告TMの長兄であった。母親がいまにも〝島(=長島愛生園)に送られそうな場面〟で、幼い先妻の子と後妻とのあいだに生まれたばかりの子を抱えていた長兄は、けっきょく家を捨てて、妻子とともに出ていったのだが、そのとき彼を追い詰めていた要因は、このままこの家に住んでいたら、この子どもたちが差別を受けることになるかもしれないという心配であったかもしれないし、「強制隔離政策」下で刷り込まれた、ハンセン病は〝こわい病気、うつる病気〟という観念に戦《おのの》いていたのかもしれない。――わたしたちの他の聞き取りでも、〝感染への恐怖の刷り込み〟は多々聞かれた。「園にいる父親が自宅に来たとき、茶碗を別扱いにした」ことをいまも悔いている（原告番号二五番）とか、「病気の親が使った箸でも触ったらうつるんじゃないか」（原告番号四番）といったかたちでの、病気の肉親の遠ざけの事例があったことが思い出される。

要するに、家族の立場の人たちからの聞き取りを積み重ねれば積み重ねるほど、〝家族も加害者であったのではないか〟との憶測は雲散霧消し、家族は徹頭徹尾、被害者であったのだ、との社会学的確信が揺らぎないものとなっていくのである(16)。

【付記】

わたしは、本意見書に先立って、「広島高等裁判所松江支部平成二七年（ネ）第七七号事件」においても「意見書」を提出し、専門家証人として「証言」し、共同研究者の黒坂愛衣も、本件訴訟においても「意見書」を提出し、専門家証人として「証言」をしている。わたしは本意見書執筆にあたっては、それを

16　社会学者のなかには、「被害と加害の二重性」などという、気取った感じの用語法でもって、ハンセン病家族の問題を説明している人がいるのを見かけたことがあるが、わたしたちの知るかぎり、その研究者はまったく家族たちからの聞き取りをしていない。「れんげ草の会（ハンセン病遺族・家族の会）」にも顔を出したことはない。ある家族が出した自分史の本が文献にあがっていただけである。社会学者のなかにも、集中的な調査もしないで、このような記述をする人がいることは、同じ社会学者として残念ではある。

れらの「意見書」「証言」ですでに述べたことについては、重複を避ける意味でも、とくに言及することはしなかった。かかる意味において、本意見書は、それらの「意見書」ならびに「証言」と一体をなすものとして扱われたい。

4

支援論

■ハンセン病家族訴訟にかかわって

福岡安則

意図したわけではない。ただひたすら、ハンセン病に罹った人たちの家族までもが苦難の人生を歩まざるをえなかった諸事実を、かれらの語りとして聞き取り、それを記録として書き留めておくことを、おのれの使命として、ひたすらやってきただけであった。

しかし、思いもよらず、ハンセン病家族訴訟のただなかに、わたしたちはいた。

そして、二〇一九年六月二八日、熊本地方裁判所の一〇一号法廷の傍聴席で判決を聞いた。〝敗訴〟ではないことはわかったが、原告らの訴えがどこまで認められたのか、聞いているだけではわかりにくい判決であった。弁護団も「全面勝訴」ではなく、ただの「勝訴」の旗だしをした。

翌朝、宿泊ホテル近くのコンビニに走って、「朝日新聞」「読売新聞」「熊本日日新聞」「西日本新聞」「日本経済新聞」を購入した。各紙、一面トップで「ハンセン病家族に賠償」の大きな活字が踊っていた。それを見て、わたし自身、ああ、社会的には勝ったのだな、と思った。原告団、弁護団、支援者も、「勝訴」を前提にして対政府交渉に動いた。

ただ、わたしは、わたしたち社会学者がこのハンセン病家族訴訟の闘いにどこまで寄与できたのかが気にかかり、くりかえし、分厚い「判決」を読み返すことになった。熊本地裁の裁判官たちが、家族原告たちの訴えを全面的には受け止められなかった〝躓きの論点〟に向き合うことは、ハンセン病に係る偏見差別をなくしていく今後の取り組みにも大きくかかわるにちがいない、という予感もあった。

　この最後の章では、わたしたち自身、まったく予期せぬまま、ハンセン病家族訴訟に全面的に関与《コミット》することになった経緯をふりかえりつつ、分厚い「判決」への、わたしなりの批判を述べておきたい。

はじめに——鳥取訴訟判決への怒りから

二〇〇一年五月一一日の「らい予防法違憲国家賠償請求訴訟」の熊本地裁判決が原告勝訴となり、小泉首相の控訴断念により判決が確定。七月二三日には、ハンセン病違憲国賠訴訟全国原告団協議会会長の曽我野一美と厚労大臣の坂口力とのあいだに「基本合意書」が取り交わされ、そこに「真相究明事業」の実施が明記された。これに基づいて、第三者機関として「ハンセン病問題に関する検証会議」が二〇〇二年秋に発足。検証会議の席上、当事者委員の一人であった神美知宏《こうみちひろ》全国ハンセン病療養所入所者協議会（全療協）事務局長（当時）が、〝検証作業をするなら、われわれハンセン病療養所入所者、そして退所者の声を聞いてくれ。それも数人で済ませるのではなく、全員から聞き取りをしてくれ〟との問題提起をおこなう。こうして、作業部会にあたる「検討会」のなかに「被害実態調査班」がつくられた。

その段階で、聞き取り調査を主たる調査技法として部落差別問題や在日コリアン問題の社会学的研究をおこなってきていた福岡に協力の依頼がなされ、二〇〇三年四月時点で福岡は「検討会委員」を委嘱された。当時大学院生だった黒坂も、二〇〇四年九月の家族を対象とした聞き取りからこの調査に参加。検証会議は二〇〇五年三月にその役割を終えて解散したが、わたしたちはハンセン病問題の聞き取り調査を継続した。手許の調査日誌をみると、二〇一一年九月時点で、ハンセン病療養所入所者からの聞き取り一四二人、退所者四七人、家族三三人、その他の関係者一五人、計二三七人を数えるに至っている。その後も（二〇二〇年のコロナ禍で〝巣籠もり〟を余儀なくされるまでは）ペースを落とさずに調査を続行。次第に退所者からの聞き取りの割合が増え、最近では家族からの聞き取りが増えた。

そういう一連の調査の一つに、二〇〇六年一二月に鳥取県のご自宅を訪ねて一泊二日で実施した高橋正典さんからの聞き取りがあった。正典さんは一九四五年生まれ（福岡よりも二歳だけ年上だ）。彼の母親はハンセン病を発症しながらも療養所に入所することなく一生を終えた。正典さんは、「非入所者の家族」ということになる。彼の〝孤絶された生〟の語りを整理して、わたしたちは埼玉大学の紀要に載せた。

正典さんは、二〇一〇年、単独で、国と鳥取県を相手取って国賠訴訟を提起。わたしたちの与り知らぬところで、紀要の調査ノート「「らい予防法」体制下の「非入所者」家族——ハンセン病問題聞き取り」（『日本アジア研究』第七号、二〇一〇）が弁護団により書証として鳥取地裁に提出されたことを、後日、神谷誠人弁護士から聞き、否応なく、強い関心をこの「鳥取訴訟」に抱くことになった。

一方、「れんげ草の会（ハンセン病遺族・家族の会）」のみなさんから聞き取りのまとめの出版を慫慂《しょうよう》されていた黒坂が、『ハンセン病家族たちの物語』（世織書房）を二〇一五年五月に上梓。当事者の語りの記録は、〝家族集団訴訟をなんとしてでも提起する必要がある〟との認識を弁護団にもたらすこととなったと思われる。

「鳥取訴訟」の一審判決がこの年の九月九日に下された。判決は、原告には〝被害実態なしとの事実認定〟により訴えを棄却しつつも、一般論としては、ハンセン病の家族にも〝固有の被害〟があり、それには〝国の責任〟があると判示した。――判決における一般論としての〝家族に固有の被害と国の責任〟の認定は、弁護団に〝家族集団訴訟を提起すれば、勝訴できる可能性がある〟との認識をもたらした。こうして、二〇一六年二月の熊本地裁への「家族集団訴訟」の提起が現実化していくこととなった。

福岡はといえば、「鳥取訴訟」一審判決を読んで、原告に〝被害実態なし〟の事実認定を導く論理として、〝差別の被害は、あくまでも、被差別当事者が、自らは被差別の立場にあるということを認識することによって生じるものである〟という考え方を、裁判官が臆面もなく打ち出していることに、怒りに近い感情を覚えていた。社会的差別の問題には素人の裁判官が、なにを勝手なこと言っているのか、と。部落問題でも、在日問題でも、そしてハンセン病問題でも、本人は（というより本人だけは）自分が被差別の立場にあることを自覚しないまま、差別の被害に遭っている事例は、いくらでもあるのだ、と。

こうして福岡は、自分から申し出るかたちで「意見書」を書いて、「鳥取訴訟」の控訴審が係属する広島高裁松江支部に提出した。二〇一六年一〇月のことである。怒りにまかせて書いた面もあり、また、連絡をとりあった神谷弁護士が大事な資料を追加のかたちで送付してきたことで書き足していくうちに、一二万字を超える分厚い意見書となった。

その後、この「鳥取訴訟」第二審では、控訴人側代理人の徳田靖之弁護士、歴史学者の藤野豊さん、そして社会学者の福岡の三名に専門家証人としての証言の機会が認められるという、控訴審としては異例の展開となり、二〇一七年五月二九日に徳田弁護士が、七月二六日に藤野さんと福岡が、上首尾のうちに証言を終え、わたしたちとしては逆転勝訴を信じていた。(「鳥取訴訟」については、福岡安則『「こんなことで終わっちゃあ、死んでも死にきれん」——孤絶された生/ハンセン病家族鳥取訴訟』世織書房、二〇一八、を参照されたい。)

一方、黒坂は、著書『ハンセン病家族たちの物語』が原告側の第一番目の証拠「甲A第一号証」として熊本地裁に提出され、さらに、家族訴訟弁護団の依頼を受けて、二〇一七年の夏に「意見書」を執筆。二万三千字のコンパクトな意見書となった。——「家族集団訴訟」は、まさしく五六〇名を超す原告による集団訴訟ゆえ、「包括一律請求」のかたちを取る。「共通被害」を立証しなければならない。黒坂の「意見書」に求められた課題も、この点にあった。弁護団のなかに通称〝黒坂部〟が組織され、何度も打合せ会議がもたれた。そのなかで、弁護団の共通被害論の骨格となる、《偏見差別を受ける地位》に置かれたこと、および、《家族関係の形成阻害》を被ったことがすべての原告に共通するとの概念化が結晶していった。

二〇一七年一二月四日の第七回期日に、黒坂は専門家証人として熊本地方裁判所の一〇一号法廷の証言台に立った。家族訴訟の証拠調べのトップバッターであった。——福岡が「鳥取訴訟」控訴審での、神谷誠人弁護士の尋問を受けての一時間余りの証言を〝丸暗記〟でやって、二度ばかり言うべきことが思い出せず、冷や汗ものだったのにたいして、黒坂は〝福岡先生のようなやり方はよくない〟との弁護士たちの忠告にしたがって、大槻倫子《のりこ》弁護士の主尋問には流れに乗って、そして、被告指定代理人の反対尋問や裁判官の補充尋問には大いに緊張しつつも、二時間半にも及んだ証言をやり抜いた。

二〇一八年三月一六日の第八回期日からは、毎月「原告本人尋問」が行なわれ、九月一〇日の期日までに二九名の家族原告が証言台に立った。

そのかんに、六月一五日の第一一回期日の閉廷後に、福岡が遠藤浩太郎裁判長によって「進行協議」の場に招かれるというハプニングが起き、一七分間という短時間ではあったが、福岡がハンセン病問題をめぐる偏見差別のありようについての自論を述べた。これをうけて、福岡も熊本地裁での家族集団訴訟に「意見書」を作成して提出する流れになったが、遠藤裁判長が福岡の話をおおむね、腑に落ちるというか〝我が意を得たり〟という感じで聞いていたこともあって、いわば本格的な意見書ではなく、さらりとした意見書を書けばいいと考えていた。

ところが、七月二四日に出された広島高裁松江支部の「鳥取訴訟」控訴審判決は、逆転勝訴どころか、最悪の控訴棄却判決であった。国のハンセン病隔離政策が新たな偏見差別を〝創出〟などしていない、ハンセン病への偏見は古来のもので、国には責任はないと断ずるものであった。すでに確定判決となり政府のハンセン病対策の指針ともなってきたところの二〇〇一年のハンセン病国賠訴訟の熊本地裁判決をも、全面的にひっくり返す、あまりにひどい判決であった。

わたしたちは家族訴訟を担当している熊本地裁の裁判官たちが、この上級審である広島高裁松江支部判決に悪影響を受けることもありうるのではないかと考え、福岡が九月初旬に書き上げた「意見書」は、結果的に六万字を超えてしまった（連絡をとりあっていた小林洋二弁護士も同様の危惧を抱いていたのか、議論すべき論点の追加をしてきたこともある)。

1　家族訴訟の争点——社会的差別と偏見を明かす

二〇〇一年判決の熊本地裁「らい予防法違憲国賠訴訟」では、医学的知見に照らして、国の隔離政策がどの時点から憲法違反であることが明白となったかが、重要な争点の一つであった。判決はその時点を一九六〇年と判示したが、その論拠とされたのは、犀川《さいかわ》一夫や和泉眞蔵といったハンセン病専門医や医師資格を有する元厚生官僚の大谷藤郎の証言であった。その意味で、先の国賠訴訟は、すぐれて医学裁判でもあったと言うことができる。

それにたいして、ハンセン病家族訴訟の重要な争点の一つは、国が一九九六年に「らい予防法」を廃止し、隔離政策を止めた後もなお、ハンセン病罹患者の家族たちが被った被害にたいして、国に加害責任があると言えるのかどうかであった。弁護団は、その論拠を、社会学者である黒坂愛衣と福岡安則に求めた。その意味で、家族訴訟は、すぐれて社会学裁判でもあったと言うことができるように思う。わたしたちが力を注いだのは、ハンセン病問題をめぐる社会的差別と偏見は、いかなるものであったかを説得的に論述することであった。

黒坂は、家族原告たちの具体的な被害を例示しつつ、自分が「ハンセン病家族」の立場にあることを本人が自覚しているか否かを問わず、また、周囲の人々がその人を「ハンセン病家族」の立場にあると認識しているか否かを問わず、「ハンセン病家族」という社会的カテゴリーに帰属させられ、「偏見差別を受ける地位」に置かれたこと自体が、すべての家族原告に共通する被害であると捉えるのが妥当であることを述べた。

福岡の議論は、「偏見」概念が二重に誤解されていることとの指摘から始まる。「偏見」は、一般に信じられているように、個々人の内面の問題ではない。そうではなくて、個々人に外在し、個々人にたいする拘束力（影響力）をもつ。また「偏見」は、対象にたいする誤った認識の問題ではない。そうではなくて、一定の社会的カテゴリーにたいする〝忌避・排除されて当然〟とする共同主観化された態度である。ゆえに、対象にたいする〝正しい知識〟を普及すれば、偏見はおのずから解消するといった性質のものではない。

偏見を、このような意味での《集合的意識としての偏見》として捉えるとき、地域社会の住民がまさしく「加害集団」を成してハンセン病家族を迫害した事例（たとえば、一九五三年から五四年にかけて熊本で起きた黒髪校事件）から、父と兄が療養所に収容され、母と姉が病死して、後に残された一〇代の姉妹が食うに事欠いているとき、食べ物を分けてあげた隣家の女性が、地域住民たちのみならず自分の夫にもその行為を知られてはならないものとしてコッソリと行なっていたという事例まで、ハンセン病をめぐる偏見差別の、じつに多様な発現の仕方を説明可能にする。また、政府が強制隔離政策をやめた後々まで、社会的レベルで構築されてしまった《集合的意識としての偏見》は消失することなく、存続し続けることも了解可能となる。

二〇一八年一二月二一日、家族訴訟結審。この二〇一八年の暮れには、黒坂の『ハンセン病家族たちの物語』の英語版、*Fighting Prejudice in Japan: The Families of Hansen's Disease Patients Speak Out* (Melbourne: Trans Pacific Press)が出版された。以前から福岡が親交のあったラトローブ大学名誉教授でTrans Pacific Press社代表の杉本良夫先生のご助力による。（日本の社会問題が英語の本になることは、一つの強みだ。この英語の本を介して、黒坂は国連のハンセン病問題の特別報告者のアリス・クルーズ（Alice Cruz）さんとも知己となった。）

年が明けて二〇一九年三月下旬、五月上旬と、勝訴判決を見越しての国会要請行動。五月二〇日には、宮古南静園で開かれた「第一五回ハンセン病市民学会」で「家族訴訟分科会」がもたれた。そこで、弁護団の小林洋二弁護士は、こう述べた。「《集合的意識としての偏見》という概念を弁護団としてどう受け止めたかというと、けっこう、侃々諤々《かんかんがくがく》議論しました。わたしとしては、いままでモヤモヤとしていたところを、かなり整理していただいたという印象が残っています」「〈たとえば、社会的マイノリティとしての〉カテゴリーが形成されるときには、伝染病であるとか遺伝病であるという、ひとつの理屈はあるんでしょうが、いったんそのカテゴリーが形成されてしまうと、そのカテゴリーに属していること自体が忌避・排除の理由になっていく」「〈そのようなわれわれの主張が〉裁判所にちゃんと伝わってるといいなと思うんですが」と。

また、弁護団共同代表の徳田靖之弁護士も、「三年ちかく前に沖縄の三〇代のご夫婦に起こった離婚事件というのは、〝ハンセン病は恐ろしい伝染病で、うつったら怖いから離婚させた〟というんじゃないわけです。離婚しないでいると、自分たちもそういう差別される集団のなかに位置づけられてしまう。これを、なんとしても避けたい、ということで、〔夫婦の仲を〕引き裂いていくというかたちになっている。だから、〝正しい知識をもとう〟という啓発を、国は一生懸命やりましたよ、と。そんなことでは、いまなお続いている差別偏見はなくならない、と。これを解明していただいた、ということです」と言葉を足してくださった。

判決期日が、いったん指定された二〇一九年五月三一日から六月二八日に延期された。これには、ちょっと嫌な感じがした。「鳥取訴訟」の一審の判決期日が、指定された二〇一五年六月二六日から九月九日に延期されたことが思い出されたのだ。このときは、やむなく、予約していた飛行機とホテルをキャンセルした。九月九日は台湾の楽生療養院での調査日程と重なり、現地で不当判決を知るところとなった。

2　判決――〝画期的な部分〟と〝不満な部分〟

二〇一九年六月二八日、判決。――前年の「鳥取訴訟」控訴審の判決のときは、裁判長の判決言渡しは「主文　本件控訴を棄却する。控訴費用は控訴人の負担とする」の一言で終わったので、その意味するところは法廷にいる誰しもが即座に理解できた。しかし、今回の判決は、遠藤裁判長がすでに四月一日付けで東京高裁へ転出したため、後任の裁判長による二六分にもおよぶ長い代読には、なんの感情もこもらない。わたしたちは社会学者としてハンセン病家族訴訟にかかわってきたけれども、法曹人ではない。裁判には素人だ。長々とした判決言渡しを耳で聞いただけでは、よくわからない。言渡しが終わった時点で、となりの傍聴席の原告から「先生、どうだったの?」と聞かれても、「勝ったことは勝ったみたい。でも、賠償金はすごくケチられた」と答えるのが精一杯だった。

そこへ徳田弁護士が〝渋い顔〟で傍聴席のわたしたちに近づいてこられて、それでもパッと表情を変えられて、一言「勝ったぞ」と。弁護団は、事前に「全面勝訴」「勝訴」「不当判決」の三枚を用意していたが、旗だしに使ったのは「勝訴」の垂れ幕であった。

わたしたちの元にも記者がコメントを求めてきた。黒坂のコメントは、翌朝の『朝日新聞』西部本社版に載った。

国は控訴せずに謝罪して

東北学院大の黒坂愛衣准教授（社会学）**の話**　家族も差別や偏見を受けたと認められ、賠償を勝ち取れたのは大きな一歩だ。ただ、二〇〇二年以降の被害については国の責任が認められなかった。ごく最近も、元患者の家族という理由で結婚の際に差別されたり、離婚に至ったケースがある。生々しい傷は放置されたままだ。

国は控訴せず、元患者家族に謝罪してほしい。私たちは差別が「遠い話」ではなく、自分たちの地域で起きていることを自覚し、元患者家族であることを隠さなくてよい社会にしなければならない。

福岡は、記者に少し時間がほしいと告げて、弁護団からもらったＡ４で一五頁の「判決要旨」に大急ぎで目を通した。前半の国の責任を断罪する箇所は素直に読めた。理にかない、筋の通った文章で綴られている。途中で、二〇〇二年以降は国に法的責任はないと書き出すところからむかついてきて、〃共通損害〃の慰謝料は最低線にそろえるのが当然だという論法で、賠償金を値切りに値切っていくところは、もはや読むに耐えなかった。

福岡のコメントは、やはり翌朝の『読売新聞』に載った。

原告を線引き　不当

福岡安則・埼玉大学名誉教授（社会学）**の話**「患者だけでなく家族への偏見差別に対しても国の責任を認めた点は評価できる。ただ、熊本地裁判決後、国が元患者らの補償に乗り出した二〇〇一年までの範囲でしか認めず、原告を線引きしたのは不当だ。聞き取り調査の結果では、偏見差別は現在の社会にも根強く残っている。その実態を踏まえた判断をしてほしかった」

黒坂のコメントの上段には、某名誉教授の「寄り添う判決　評価できる」とのコメントが載っていた。福岡のコメントの上段には、某法科大学教授の「救済の思い感じる」とのコメントが載っていた。この二人の〝専門家〟を、三年におよんだ訴訟でその姿を熊本地裁で見たことはないし、家族原告の誰かから長時間の聞き取りをしたという話も聞いたことはない。現場から、当事者たちから、はるかに遠いところにいて、よくぞ、裁判所は〝原告に寄り添う姿勢を貫いた〟とか〝原告を救済しようとの思いを強く感じる〟などと言えたものだ。専門家像としては、わたしたちにとってまさしく反面教師にほかならない。

『琉球新報』（二〇一九年六月二九日）が、わたしの「識者談話」を載せてくれた。この談話も、判決の日、熊本現地で取材を受けたものだ。

当事者支える仕組みを　識者談話福岡安則さん（埼玉大名誉教授）

これまで〔沖縄〕県内を含め、原告ら家族が受けた偏見差別の実態について聞き取りをしてきた。家族が等しく偏見差別の地位に置かれたことは明らかだ。本人に自覚があろうとなかろうと、その地位に置かれたこと自体が被害そのものだ。

喩えると地雷原を歩かされているようなもの。しかし判決は隔離政策を違憲と認定した二〇〇一年の熊本地裁判決を基準点に、〇二年以降に〔自分の立場を〕認識した原告については国の責任はないとした。これも地雷原で言うなら踏まなかったのは幸いというだけで、被害はないと区切れる話ではない。二〇人の〔原告の〕請求を棄却したのは問題だ。

判決は区切った理由として、〔二〇〇一年の熊本地裁判決で〕敗訴した国が控訴を断念し、〔大々的に〕報道されたことなどで隔離政策で形成された偏見と差別は清算されたという見解だ。偏見差別が〔いまだに〕残っているとすれば、国が〔隔離〕政策を始める前の旧来からあったものという考えのように受け取れる。しかし旧来は患者を地域社会から追い出すような形ではなかった。

それを隔離し家族も離れ離れにするという強制隔離で、違った形の偏見差別を国はつくり上げた。前の判決や報道で国がつくり上げたものが消えてしまうような論理はない。これでは今後、新たな被害が生じても救済されないことになってしまう。損害賠償額についても、いつ差別を受けるか分からない立場に対する補償としては不十分だ。偏見差別のある社会全体をすぐに変えるのは難しい。今後は判決を機に当事者が被害を語り、〔それをみんなで〕支える環境をつくることが大切になってくる。（社会学）

次に掲げるのは、未発表のままに終わった論考である。

ハンセン病家族訴訟の「判決」を読む

〔二〇一九年〕六月二八日、熊本地裁でハンセン病家族訴訟の判決が下された。当日、私は法廷で傍聴していた。聞きながら、これは画期的な判決だと喜ぶ自分と、あれっ、おかしいぞ、と訝《いぶか》る自分がいた。判決全文を読んで、その戸惑いの謎が解けた。

この判決は、いわば相互に独立した三つの「人格（ペルゾーン）」によって書かれたもののように読める。「第一の人格」は、法廷での家族原告たちの訴えに、目に涙を浮かべながら耳を傾けた存在だ。かつ、ハンセン病回復者とその家族たちの聞き取り調査を積み重ねてきた社会学者である黒坂愛衣（東北学院大准教授）と私の「意見書」を丁寧に読んでくれた存在だ。

「第二の人格」は、憲法第一三条と第二四条が保障した権利（人格権および夫婦婚姻生活の自由）を侵害するようなことをした国には、お灸を据えなければならないと、毅然とした判断を形成した存在だ。

「第一の人格」と「第二の人格」が協力して、前半部分の画期的な判決を書いた。それは、「国は隔離政策によりハンセン病家族が大多数の国民らによって偏見差別を受ける一種の社会構造を形成し、差別被害を発生させ、また、患者の隔離により、家族間の交流を阻み、家族関係の形成の阻害を生じさせた」との判示であり、二〇〇一年の、ハンセン病回復者たちによる先の国賠訴訟での判決が、厚生省（厚労省）と国会だけを断罪したのに対して、今回は「偏見差別除去義務」を果たしてこなかった文部省（文科省）と法務省までも断罪するという、まことにもってスッキリとした判決であった。

ところが、原告らが被った損害賠償額を査定する段階になると、「第三の人格」が立ち塞がる。この「第三の人格」は、どうやらお上におもねるタイプのようだ。そのためには、とんでもない屁理屈を考えだす小賢しい存在でもある。

「社会構造」とまで表現したハンセン病への偏見差別を、あっというまに消失させる。二〇〇一年の熊本地裁判決、小泉首相による控訴断念等々が、マスコミに大々的に報道され、そのなかで

「ハンセン病は、めったにうつらない病気にすぎない。罹ってもすぐ治る」ことが広く知れ渡ったので、国の隔離政策が作出した偏見は、二〇〇一年の大晦日までに溶解した。残っているのは、大昔からの偏見にすぎない。これによる差別は国が賠償すべき性質のものではない。したがって、二〇〇二年以降に初めて、自分の肉親がハンセン病だったことを知った原告は、慰謝料ゼロとする、と。こうして二〇人の（若い）原告が、訴えを棄却された。

それだけでなく、「家族関係形成阻害」という共通被害は、肉親が療養所に収容されていることで〝物理的に引き離されていた〟かどうかに矮小化された。自分が差別されるのは、病気になった親のせいだと思わされて、親を憎み疎んじたことを、いまだに悔やんでいる家族の精神的ダメージは考慮の外に置かれた。他にもいくつも手品のような仕掛けを用いて、原告全体の三分の二はたった三〇万円（その多くが沖縄原告であり、弁護団は〝沖縄差別〟と呼んでいる）、三分の一が一三〇万円という賠償額にまで、この「第三の人格」は値切りに値切ったのだ。

いま求められているのは、国の控訴断念を勝ち取り、国会での新たな法整備により、「第一の人格」と「第二の人格」が描いた本来の判決に沿った家族救済の道を切り拓くことであろう。控訴するか断念するかの期限は、七月一二日だ。

この原稿がハンセン病問題の今後の闘いの足を引っ張ることになってはいけないという思いもあって、念のために、ある弁護士さん（誰だったか失念した）に読んでもらったが、感触はあまりよくなかった。

たぶん、わたしの「人格」という言葉の使い方の真意が伝わらなかったのではないかと思う。わたしは、この文章での「第一の人格」を現実の熊本地裁の右陪席裁判官、「第二の人格」を左陪席裁判官、「第三の人格」を遠藤浩太郎裁判長、それぞれを表象させるものとして書いてはいない。わたしの「人格」の語の使い方は、Karl Marx の〝Person〟（ペルゾーン）という概念の使い方を踏襲している。マルクスは、たとえば、資本の論理を体現して利潤を追求する「資本家という人格（die Person des Kapitalisten)」という使い方をする。この「人格」概念は、生身の人間存在を表してはいない。日常的に用いられる〝人格者〟といった意味合いでも、無論ない。あくまで、社会的に規定された《役柄存在》の謂いなのである。つまり、わたしがあえて「人格」という言葉を用いて、ハンセン病家族訴訟の分析をしたのは、あの判決には、①原告たちの被害の訴えに真摯に耳を傾けよう、その思いを正面から受け止めようとする共感能力と、②憲法違反の人権侵害を犯した国には責任をとらせなければならないとする毅然とした厳罰意志と、③「包括一律請求」をしたのは原告側であり、その限り「共通損害」は原告ら全員のなかのミニマムとなるのは当然であろう、また、一九七二年までは沖縄には日本の施政権は及んでいなかったのであるから、その時期にまで日本政府の責任を求めるのは論外であろうなどと判断する冷徹さ、の三通りの思考様式が混在している。共感能力の人格化としての「第一の人格」、厳罰意志の人格化としての「第二の人格」、冷徹さの人格化としての「第三の人格」は、けっして、実在の三人の裁判官に一対一的に対応するものではない。そうではなくて、実在の三人の裁判官の、それぞれの意識のなかに多かれ少なかれ分有されているにちがいないと、わたしは考える。それら三つの思考様式（=役柄存在）によるせめぎあいが、あの画期的でもあり、同時に、支離滅裂としか評言できないほど醜悪でもある判決を生み出したのではなかろうか。——わたしは、この未発表原稿でそういうことを言い表したかった。

時間を少し巻き戻す。

判決の後、これまでも口頭弁論が行なわれるたびに記者会見と報告集会が開かれてきたKKRホテル熊本で、今回も「家族訴訟判決記者会見」が開かれた。だいぶ待たされたうえでの開催であった。「弁護団声明」のとりまとめに時間がかかったからであろう。

「弁護団声明」は、「平成一四年以降の国の違法行為を認めず、一部の原告の請求を棄却した点」は不当だが、隔離政策によるハンセン病家族の被害を認め、さらに、「らい予防法」廃止後も差別偏見を除去する義務を厚労省・法務省・文科省は負っていたのにその義務を果たさなかった点を断罪した「画期的な判決」であると評価した。

だが、原告団副団長の黄光男《ファングァンナム》さんは、「家族の被害が認められたなんて言いつつも、わたしのいまの気持ちはですね、〔最高で一人一三〇万円の慰謝料という〕こんなお金で、この人生、すむんですか。わたしの人生、このお金で、なにか変わりますか？　一生を台無しにされた家族原告の人たちがいっぱいおる。勝訴判決とは言いつつも、自分の人生、もう取り戻しようがない。それを思うと、心の底から喜べるものかなと思う」と悔しい胸のうちを隠さなかった。

人間は、自分をとりまく客観的な状況にその都度対応していくわけではない。「状況の定義付け」(definition of situation)という言葉がある。人は、自分なりに定義づけた状況に反応していくのだ。——

このときの福岡は、〝画期的な判決〟という主旋律と〝不満が残る判決〟という副旋律のうち、副旋律のほうが気になって気になって仕方がないという〝状況〟に置かれていた。ある弁護士に、わたしたちが聞き取りをした、つい数年前に離婚の憂き目に遇った三〇代前半の姉妹が、自己の立場を認識したのは二〇〇二年以降だからと〝棄却〟されたということを伝えられて、憤りの気持ちを抑えらず、こういう理不尽な〝棄却〟を許したのは、わたしたちの「意見書」が裁判官を説得しきれなかった所為だ、というやるせない思いがつきまとった。

それでも、判決の翌朝、コンビニで新聞各紙を買い求めてきて、熊本市内のホテルの一室で、一面に踊る「ハンセン病家族に賠償」等の太字の見出しを見たときには、〝ああ、社会的には、この裁判は勝ったのだ〟と思った次第。

判決の翌日の午前中には、熊本市内で「判決説明会」がもたれた。これは原告と弁護団以外は入れないクローズドの集まりであったが、わたしたちが同席させてほしいとお願いしたところ、国宗直子弁護士が原告のみなさんに諮《はか》ってくれて、説明会の会場にわたしたちは拍手で迎え入れられた。国宗弁護士は、おそらく、わたしたちのことを過分に紹介してくださったのだろう。

まずは、小林洋二弁護士による判決の解説。あれから一晩のうちに、五一三頁におよぶ「判決」を読み込んだのだ。すごいなと思う。（以下の小林弁護士の発言は紙幅の関係で大幅に縮約、一部抄録であることをお断りしておく。）

小林 〔判決には〕いいところもあれば、いまいちなところ、疑問なところもあります。

最初の論点は、「作為義務」を生じさせる国の先行行為があったのかどうか。われわれは、みなさんが差別偏見で苦しんだのは国が戦前からやってきた隔離政策のせいだ。だから、それを解消するために、国はいろんなことをしなきゃいけなかったんだ、と〔主張した〕。被告は、隔離政策はあくまでも病歴者本人が対象で家族は対象ではない。だから、家族にはなんの義務も負わないんだ、と。この点については、判決は全面的にわれわれの主張を受け入れました。これがまず第一点。

次に「責任」。われわれは厚生大臣・厚労大臣の責任として、一九六〇年以降、法廃止を含む隔離政策の抜本的な転換を行なう義務があった、と。これはすでに二〇〇一年の熊本判決で認められていることですが、〔今回の判決は〕患者だけではなく家族にたいしても抜本的な転換を行なう義務があったと判断。

国は、一九九六年に予防法を廃止することで義務はぜんぶ果たしたと〔反論〕。われわれは、そうではない、隔離政策を廃止しただけでは足りない。隔離政策で作り出した差別偏見を解消することまで含めて、抜本的な政策転換と言えるんだ、と主張。裁判所は九六年以降の責任も認めた。〔ただし〕二〇〇一年一二月までの限定付きだったけれども。

次は「損害」。われわれは、国の隔離政策によって、家族たちは「偏見差別を受ける地位」に置かれた、「家族関係の形成を阻害」された、そういう共通損害を被っているのだと主張。国は、原告たちの損害はみんなバラバラだ、共通損害なんかないんだと反論したが、裁判所はこの二つの共通損害を認めた。
判決の最も高く評価すべきところは、なんといっても、家族被害を正面から認めたところにある。「昭和一八年頃には、ひとたび、ハンセン病患者やその家族の存在が当該地域社会で認知されると、警察官による取締りや、無らい県運動に関わるなどしてハンセン病患者を隔離収容しなければならないと確信する中上位階層者（地区の有力者や指導階級）による指示指導、さらに、それらの者のハンセン病患者及びその家族に対する差別的な態度の影響を受けることにより、周囲のほぼ全員によるハンセン病患者及びその家族に対する偏見差別が出現する一種の社会構造（社会システム）が築き上げられた」（判決、四四〇頁）。差別というのは、それぞれの人の心の中で個人的に思っていることではなくて、「一種の社会システム」なんだと──これは福岡先生と黒坂先生が意見書で強調してくれたことですが──、そういったかたちで裁判所は家族被害を認めました。

無らい県運動〔によって構築された〕こうした社会構造に基づいて、「大多数の国民らがハンセン病患者家族に対し、ハンセン病患者家族であるという理由で、忌避感や排除意識を有し、ハンセン病患者家族に対する差別を行い（このような意識に反する意識を持つことは困難な状況になった）、これにより、ハンセン病患者家族は深刻な差別被害を受けたと認められる」（判決、四四一頁）。「これら差別被害は、個人の人格形成にとって重大であり、個人の尊厳にかかわる人生被害であり、また、かかる差別被害は生涯にわたって継続し得るものであり、その不利益は重大である」（判決、四五一頁）。こういった偏見差別というものが、憲法十三条が保障する、社会内において平穏に生活する権利を制限してきたのだと。これが認められたのが、この裁判の最大の成果だと思います。〔また〕「ハンセン病患者家族は、ハンセン病隔離政策等により、周囲から忌避、排除され、色々な疾病観、戦時思想や優生思想等が要因となり劣等な存在として社会的評価を減ぜられてきたわけであり、偏見差別の被害を受けたハンセン病患者家族は減ぜられた社会的評価を回復しなければ、偏見差別は解消されない。〔/〕したがって、ハンセン病患者家族に対する差別偏見を除去するためには、社会的評価の回復が必要であり、そのため、ハンセン病隔離政策等を遂行してきた厚生大臣によって、戦前からの被告による不当なハンセン病隔離政策等が原因でハンセン病患者家族に対する偏見差別を形成、維持、さらには強固にしたことを明らかにした上、そのことについての謝罪とその周知がされる措置を取ることが必要である」（判決、四六一頁）。――差別偏見の除去義務が必要とか正しい知識の普及とか、それは書きやすいんですよ。〔しかし、判決はここで〕自分たちに責任があるって早く認めるべきだった、「謝罪」が必要だ〔とまで明言している〕。ぼくは、よくここまで認めてくれたな、と思う。家族のみなさんにとっては当然のことかもしれませんが、おそらく、こんなかたちで認めた判決は〔他に〕ないのではないか。これもですね、「謝罪」による被害者のエンパワメント、「対等地位のふれあい」が差別偏見を解消していくための出発点になるんだという福岡先生と黒坂先生の意見書がひじょうに大きな役割を果たしたのではないかと、わたしは思っています。

国は〝作為義務の根拠となる先行行為は厚生省の行為だから、法務省とか文科省は関係ない〟という立場を取った。これにたいして裁判所は、いやいや、先行行為を誰がしたかは関係ない。国賠法上の作為義務を尽くすための専門的知識を有する行政機関に担当させるべきだ。〔ハンセン病の〕正しい知識を普及するのは厚労省だが、啓発活動は法務省だ、〔人権〕教育は文科省だ、と。〔これは〕準備書面でわれわれが主張したことなんですが、正直、わたし、こういうかたちで作為義務を認めた判決というのは、知りません。前例はない。判決のこの部分は、今後のハンセン病問題の啓発活動は、厚労省だけじゃなくて、法務省、文科省、一体となって、国の総力をあげてやっていけ、ということになり、ひじょうに大きな意味をもつ。

一方、画期的なところばかりではない。不当なところもあります。

最大の問題点は、国の違法行為を二〇〇一年一二月末までに限定したこと。判決は、現在もなお偏見差別が残っていることは認めている。だけど、二〇〇一年判決の〔社会的〕影響とかを挙げて二〇〇二年以降は国の〔隔離政策が作出した〕ハンセン病患者家族にたいする偏見差別の寄与の程度は大きくないと、〔国の法的責任を〕二〇〇一年末までに限定してしまった。せっかく、ハンセン病患者およびその家族にたいする偏見差別が一種の社会構造だ、社会システムなんだ、ということを認定しながら、そのシステムの強固さを〔裁判所は〕きちんと理解しなかった。黒川温泉事件の捉え方がダメなんですよね。われわれは〔菊池恵楓園自治会にたいして〕すごい誹謗中傷がきたではないか、これが〔偏見差別の構造が〕残っていることのなによりの証しだと言ったわけですが、判決は〝宿泊拒否はいけないんじゃないか〟と言う人の声もたくさんあった、そっちを見ているわけです。〔そのうえで〕〝この〔誹謗中傷の文書を恵楓園自治会に送りつけた〕人たちは、もう、うつらないことを前提として、いろいろ言っている。だから、国が強烈な伝染病と宣伝したこととは関係ないんだ〟みたいな認定をするわけです。われわれは、先生方の意見書で、差別偏見というのは、いったんできてしまったら、なぜそれができたかは関係ないんだと、偏見差別自体が社会的なシステムとして回っていくんだということを〔裁判所に〕伝えたつもりだったんですが、残念ながら、そこのところを、きちんと裁判所はわかってくれなかった。そこは、とても残念です。これが、二〇人の棄却原告が出たいちばんの問題ですね。

二つ目の問題点は、沖縄とそれ以外の差です。作為義務の発生時点として、本土は一九六〇年、沖縄は〔本土復帰の〕一九七二年。これは致し方ない面もある。ただ、この差が被害の差にそのままスライドできるはずはないとぼくは思うんですけど、裁判所はそれをやってしまった。これは、ひじょうに残念な部分です。

三つ目。補償金の認容額が低すぎる。その点については、包括一律請求という手法の限界と言わざるをえない部分もあります。原告五六一人、一人ひとりの損害を積み上げていくのは時間の関係でできないので、みんなに共通する損害を一律に請求するというやり方。「差別偏見を受ける地位」の〔補償額〕三〇万円というのは、二〇〇一年の一二月に初めて、自分にハンセン病の家族がいることを知った、そういう人の損害なんです。いちばん低いところに合わせる一律だから、みんな三〇万だ、という理屈。判決は「なお、原告らのうちには同額をもって偏見差別被害が慰謝されるとは到底考えられない者がいることは確かであるが、これまで説示したとおり、一律請求の性質上その限度で認めざるを得ない」（判決、五〇七頁）と書いている。〔そこまで言うのなら〕いくら〔包括一律請求の〕限界とはいえ、もうちょっと工夫の仕方があったのではないかと思う。〔そして〕二〇〇二年の一月〔以降〕に知った人はゼロ。

こういう、残念なところはあるんですが、高く評価すべきところ、残念なところをきちんと把握して、今後の闘い方を考えていきたいと思います。わたしのほうからは、以上です。

質疑応答のあと、国宗弁護士がまとめの発言をされた。

国宗　だいたい、こんな判決ってわかりました？　二〇人、切られたということ、平成一四年以降を認めないっていうことはあるんだけど、小林先生の話を聞いて、争点の大事なところをすごく認めてくれてるっていうことは、みなさんわかりましたでしょ。不満なところはいろいろある。すごく不満だったりもする。悔しかったりもする。だけど、控訴しても、今回の判決よりいい判決になるとは限らない。むしろ、今回の判決より悪い判決になるかもしれない。鳥取訴訟は、一審はたしかに高橋さんを負けさせたので、いい判決とは思わないけど、総論のところでは家族の被害を一般的に認めるという部分があって、わたしたちはそれに励まされて、〔この裁判の〕提訴を決めたんですよね。ところが、松江の高裁の判決は、もうめちゃめちゃ、ひどい判決。わたしたち、はっきり言って、高裁の裁判官はあんまり信用していない。むしろ、わたしたちの力を信じて頑張ったほうがいいんじゃないかと思う。〔今回の判決で〕家族被害は国の責任だっていうことを認めてもらったじゃないですか。このことを梃子《てこ》に、わたしたちが自分で政府と闘ったほうが、たぶん、いい結果がでる。だから、控訴せずに、直接国と闘いたい。国に控訴させずに、その先に進みたい。〔自分の人生被害が〕なんで三〇万円なんだって思ってる人はいると思うけど、そこを争ってると、本体のところでものすごく勝ってるところをなくすかもしれない。そういう賭けはしたくない。そこのところを、ぜひ、みなさんに理解してもらいたいな、というふうに思っています。

〔七月〕一日《ついたち》から、東京の行動を開始します。みんなで控訴させないという運動を〔控訴期限の〕一二日まで続けようと思う。政治解決をめざす運動を展開していくという方向で、問題の解決を図りたい。ぜひ、このことを理解していただけないかなと思っているんですけど、みなさん、どうでしょうか?

「れんげ草の会」の中心メンバーから「賛成」「賛成」の声があがった。

じつは、この原稿を書くために「判決説明会」の録音を聞き直したのだが、小林弁護士も国宗弁護士も、判決の〝画期的な部分〟と〝不満な部分〟とをきちんと説明しているし、小林弁護士はわたしたちが社会学者としてこの裁判に寄与した部分をたびたび評価してくれている。だが、当日の時点での福岡は、このあと家族原告のお二人とランチをご一緒してから熊本を離れたのだが、まだまだイジイジとした気分に浸かったままだった。

七月二日からは断続的に永田町・霞が関界隈での「控訴阻止闘争」が続き、控訴断念も勝ち取り、七月二四日の首相官邸での安倍首相による原告代表団との面談、謝罪で一段落。

周囲の支援者たちのあいだでは〝祝勝会をやろう〟という機運が盛り上がったが、福岡の気分は、なお浮かなかった。弁護団から送ってもらった「判決」を読む限り、到底〝勝った、勝った〟とばかりは言えない。はたして、わたしたちはハンセン病家族訴訟にどこまで貢献できたのかと、自問せざるをえない日々が続いた。

首相官邸での安倍首相の「謝罪」のあと、弁護団からの情報がまったく入ってこなくなった。家族補償をめぐっての、弁護団と厚労省との実務者協議に入って、情報の統制がなされたのだ。

一一月に「ハンセン病家族補償法」が成立。人権侵害への補償金のあまりの低廉さは克服できなかったものの、前文で「国会及び政府は、〔ハンセン病元患者家族等が長年にわたり多大の苦痛と苦難を強いられてきた〕その悲惨な事実を悔悟と反省の念を込めて深刻に受け止め、深くおわびするとともに、ハンセン病元患者家族等に対するいわれのない偏見と差別を国民と共に根絶する決意を新たにするものである」と明記された。

闘いのステージは、偏見差別の除去に移った。

二〇一九年一〇月二日には第一回の、二〇二〇年一月一六日には第二回の「ハンセン病に係る偏見差別の解消のための協議」が、厚労省・法務省・文科省とハンセン病回復者、家族原告、弁護団とのあいだでもたれた。今後の方向性としては「専門家会議」の設置が見込まれ、いったんは第三回の日程も組まれたが、新型コロナウイルス感染問題が深刻化するなかで、ハンセン病問題の時間はピタッと止まってしまった。

3　判決後の課題——偏見差別を解体するには

(1)　菊池事件国賠訴訟

と思いきや、ハンセン病問題の全面的解決を希求する徳田弁護士をはじめとする弁護団の執念は、コロナ禍の下でも、ハンセン病問題の時間を完全には止めなかった。二〇二〇年二月二六日に熊本地裁で「菊池事件国賠訴訟」の判決言渡しがあるとの案内のメールが届いた。この裁判には、わたしたちはなにもかかわってこなかったけれども、せめて判決の場面には立ち会いたいと思った（黒坂は大学の業務で身動きできなかったけれども）。

「菊池事件国賠訴訟」とは、一九五二年に熊本県菊池郡で発生した殺人事件について、新たな差別を恐れて遺族が再審請求できない状況のなかで、他に唯一再審請求権を認められている検察官が再審請求をしないのは違法だと、地元のハンセン病療養所「菊池恵楓園」の入所者代表らが国家賠償を求めた裁判である。菊池事件自体は、ハンセン病患者とされた男性が、通常の裁判所で公開の裁判を受ける権利を奪われ、ハンセン病療養所内の「特別法廷」で偏見差別にまみれた手続きのもと、無実の罪を着せられ、潔白を主張しているにもかかわらず、一九六二年に抜き打ち的に死刑が執行されてしまった冤罪《えんざい》事件である。(「特別法廷」については、福岡安則「ハンセン病「特別法廷」問題とは何だったのか」『部落解放』二〇一六年八月号、を参照されたい。)

午後二時、小野寺優子裁判長による判決言渡しが始まった。「主文　原告らの請求をいずれも棄却する」。傍聴席が騒《ざわ》めいた。「事案に鑑み、争点に対する判断を簡単に説明いたします」。「原告らは、菊池事件について有罪の言渡しを受けた者ではないし、その親族等ではなく、本件の再審請求権を有する者ではないから、原告らに権利又は法律上保護される利益があるとは認められない」。なんだ、〝門前払い〟じゃないか。だが、説明を続ける裁判長の口調は、原告らや満席の傍聴人を前にして、凛《りん》として臆するところがない感じがする。「憲法十四条一項に違反」「憲法十三条に違反」とも言っている。なんかよくわからない……。五分間の判決言渡しが終わった。

少しして熊本地裁の正門前に出ると、金丸哲大《かなまるてつひろ》弁護士が「特別法廷を断罪」という旗だしをしている。福岡は金丸弁護士に「えっ、門前払いじゃないの?」と聞いてしまった。——あとで金丸弁護士に聞いたら、弁護団があらかじめ用意していた垂れ幕は、①「勝訴」+「特別法廷を断罪」の組合せ、②「特別法廷を断罪」単独、③「不当判決」の三種だったそうだ。

今回もKKRホテル熊本で「記者会見」と「報告集会」が開かれた。徳田弁護士の発言で記憶に残るところを拾っていくと、「弁護士の目で見たとき、おそらく望みうる最高の判決を得たと思う」「菊池事件は憲法違反の死刑判決だという司法判断が出た。次の段階は、憲法違反の司法判決〔を放置しておくこと〕は、主権者である国民として許せないと、ここに集まっているみなさんが原告となって、再審請求の訴えを起こすことだ！」

　少々くどくなるが、今回の「判決」の受け止め方は、五つのグループに分かれたと思われる。第一が、弁護団。もちろん論点はすべて頭のなかに入っていたわけで、「特別法廷」をめぐって憲法違反の判断が示されたことをきわめて高く評価した。第二が、原告。当然、論点は理解していたはずだから、憲法違反の判決の意義は理解したと思うが、菊池事件の再審に直結する判決ではなかったことに大きな不満を抱いたと思われる。第三が、報道陣。翌朝の『毎日新聞』は「裁判長が特別法廷は「法の下の平等」を定めた憲法十四条などに「違反する」と述べた瞬間、傍聴席がどよめいた」と報じていたが、福岡はそのような〝どよめき〟は記憶にない。あらかじめ裁判の争点を把握していた報道陣は、憲法違反の判示に、かれら自身内心で〝どよめいた〟ものと思われる。第四が、傍聴席にいた支援者たち。判決言渡しの冒頭での〝請求棄却〟に不当な判決との印象を抱いた者が多かったと思われる。福岡自身、ここに含まれた。（ただし、新型コロナウイルスの感染問題で前夜集会が中止となった代わりに、急遽開かれた菊池恵楓園での国宗弁護士による事前講義を傾聴した若干の支援者たちだけは、判決をまともに理解したと思われる。）第五が、傍聴席に入れず、判決を「特別法廷を断罪」の垂れ幕で知った支援者たち。家族訴訟に続いて、今回の菊池国賠訴訟でも〝勝った〟と思い、直後の報告集会を楽しみにしたと思われる。——福岡としては、口頭での判決言渡しを聞いて、その意味するところを大過なく理解できるぐらいには、勉強をしなければダメだなと反省した次第。

　二〇二〇年九月に、「あなたも〔菊池事件の〕国民的再審請求人になりませんか？」とのチラシがメールの添付で回ってきた。熊本の国宗直子弁護士に「ぼくなんかでもほんとうに再審請求人になっていいのですか?」とメールをしたら、たった五文字「いいですよ」の返信があったので、すぐに菊池事件再審弁護団の事務局に「再審請求人になります」とのファックスを送った。

(2) 小林弁護士の『判例時報』論文

コロナ禍での〝巣籠もり〟生活が始まった二〇二〇年三月末、小林洋二弁護士が法律雑誌『判例時報』臨時増刊二〇二〇年五月二五日号に「ハンセン病家族訴訟判決の意義と今後の課題」という論考を寄稿したといってゲラ刷りを送ってくださった。まだ、もやもや感を引きずっていた福岡にとって、たいへん有難かった。ハンセン病家族訴訟へのわたしたちのかかわりに言及していただいた箇所を、以下、引用させていただく。

〔平成一三年熊本地裁判決以降〕ハンセン病隔離政策による〔病歴者本人の〕被害に対する補償が進む中、病歴者の家族たちの被害は、いわば、置き去りにされてきた。/このような状況を動かす契機となったのは、平成二七年五月に上梓された『ハンセン病家族たちの物語』(世織書房、二〇一五)である。著者の黒坂愛衣氏は、社会的少数者のライフヒストリー研究をテーマとする社会学者であり、ここに著された家族たちの声は、ハンセン病問題に関わる弁護士たちに、家族被害とどう向き合うのかを改めて問いかけることになった。(三一七頁)

〔判決が、強制隔離政策・無癩県運動が「社会構造としての偏見差別」を構築したと認定したのには〕原告側が提出した社会学者福岡安則埼玉大学名誉教授の意見書の「集合的意識としての偏見」――偏見は個々人の内面に巣くうものではなく、個々人に外在する社会レベルの構築物である――という捉え方が反映されている。／政策によって偏見差別が生み出される可能性は、ハンセン病の場合に限られず、さまざまな分野であり得る。そのような場合の法的な関係を考察するにあたり、偏見差別を社会構造と捉える本判決は、一つのリーディングケースとなり得るものと考える。（三二八頁）

実は、訴状段階での原告の主張は、平成一三年熊本地裁判決で認められた責任論の枠組に従ったものであり、らい予防法廃止後における国の責任には言及していない。平成八年以降における厚生大臣乃至《ないし》厚生労働大臣の作為義務違反の主張を追加したのは、提訴から約一年半が経過した平成二九年七月のことである。しかも、前述の福岡〔名誉〕教授の意見書を得て作為義務を具体化したのは、訴訟が最終盤を迎えた平成三〇年九月であり、文部大臣乃至文部科学大臣、法務大臣の責任に関する主張を追加したのもこの段階であった。／（中略）訴訟の進行とともに、弁護団は原告らの被害の現在性に直面することとなった。ハンセン病患者の親を持つことを妻に隠していた原告が、この訴訟に参加したことを妻に知られ、離婚に追い込まれるという象徴的な事件も起こった。／ハンセン病の病歴者及びその家族に対する偏見差別は、決して過去の歴史ではなく、今日の日本にも厳然と存在している。／平成三〇年三月からの原告本人尋問を準備する過程で、弁護団はそのことを繰り返し思い知らされ、国の作為義務違反がいまも継続していることに確信を深めるに至ったのである。（三二九頁）

大きな課題だったのは、「（ハンセン病患者の子が被った）生活上の不利益はあくまでも、ハンセン病患者の子が自らはハンセン病患者の子であるということを認識することによって生ずるものである」として、らい予防法廃止までに自分がハンセン病患者の家族であることを認識していなかったことを理由に原告の請求を棄却した鳥取訴訟判決の論理の克服である。鳥取訴訟判決は、そもそも事実誤認に基づくものであり、この論理を適用して請求を棄却できるような事実経過ではなかったはずであるが、それはさておき、熊本地裁においてこの論理が採用されるとするならば、五〇名を超える原告が請求を棄却される可能性があった。／この点につき、原告側は、福岡安則名誉教授が鳥取訴訟の控訴審である広島高裁松江支部に提出した意見書及び福岡氏の尋問調書を熊本地裁に提出するとともに、新たに、福岡氏の共同研究者であり、『ハンセン病家族たちの物語』の著者である黒坂愛衣氏の意見書を得て、同氏の証人尋問を行い、偏見差別による被害は、本人の認識の有無によって左右されないことを主張した。／また、原告本人尋問の対象者を選ぶにあたっては、本件訴訟提起直前に自分の母親の病歴を知ったという原告を含め、さまざまな類型が網羅されるように努めた。（三三二頁）

これを読んで、わたしたちはわたしたちなりに精一杯、やれるだけのことをやったのだと、心の靄《もや》が晴れた。ほんとうに、小林先生には感謝だ。ありがとうございました。

となれば、コロナ禍の〝巣籠もり〟生活でも、まだまだやれることはある。

(3) 韓国・台湾のハンセン病家族たち

五月中旬、たまたま、ある新聞記者が電話でコメントを求めてきた。『西日本新聞』二〇二〇年五月二四日の一面に載った「家族補償申請伸びず／ハンセン病 法施行から半年」の記事は、ハンセン病家族補償法に基づく受給申請者数が、厚生労働省が推計するハンセン病元患者の家族数(約二万四千人)の約二〇%にとどまっていることを問題として指摘するものであった。記事の末尾に福岡のコメントが小さく載った。

差別や偏見恐れ、ためらい

ハンセン病問題に詳しい福岡安則埼玉大名誉教授の話　約一〇〇人の元患者家族から体験を聞き取ったところ、多くは差別を恐れていた。補償金をもらうよう元患者や家族訴訟弁護団が促しても、すぐには首を縦には振らないだろう。殻に閉じこもった人たちに補償は当然の権利だと理解してもらうには、差別や偏見を取り除く政策を並行して進めることが肝心だ。

この電話取材を受けたとき、福岡は気にかかっていたことを一つ、記者に尋ねた。家族補償法では、植民地支配下の韓国や台湾でハンセン病家族だった人にも補償金申請資格がある。すでにそういう申請事例があったかを知りたい、と。記者はすぐに厚労省に問い合わせてくれたが、〝個別の事例についてはお答えできない〟が返答であったとのこと。

わが国は、朝鮮でも台湾でも総督府がハンセン病療養所を設置、強制隔離政策を実施した。日本の敗戦の時点までの家族被害については韓国、台湾等も補償の対象とするというのが、家族補償法だ。だが、その時点で子どもであった人でもすでに七〇代後半。しかも、その証拠となる当時の記録が残っているかというと危うい。でも、五年の申請期間を過ぎたら、韓国、台湾等の補償金受給者は皆無だったというのでは、あまりにも口惜しい。

思い出したのは、韓国のソロクト在住の詩人、姜善奉《カンソンボン》さんのことだった。姜善奉さんとは、二〇一六年五月のソロクト百周年のシンポジウムにゲストスピーカーとして招待されたときにお会いした。さらに、二〇一九年九月、彼の詩集の日本語訳『小鹿島《ソロクト》の松籟《しょうらい》』（解放出版社）の出版記念会に来日されたときにもお会いした。姜善奉さんは、一九三九年、ハンセン病患者たちが暮らす谷間の小屋で出生。父は収容されていたソロクトから脱走して、同病の母と出会い彼をもうけたが、一九四四年に死亡。戦後、母親がソロクトに収容。彼も一緒に附属保育所に収容されたが、そこで発症。長いこと社会復帰生活をおくられていたが、いまはソロクトに戻っている、そういう方だ。

わたしたちは訳者の川口祥子《さちこ》さんとも連絡をとりながら、当初は〝過ぎ去った痛みは忘れることにしたい〟とおっしゃっていた姜善奉さんを説得。日本の弁護団につなぎ、日本の弁護団は韓国のハンセン人権弁護団とオンラインの会議を繰り返して情報を共有。ただ、韓国もコロナ禍で、弁護士がソロクトに姜善奉さんを訪ねること自体が困難な状況が続いている。それでも、わたしたちは、姜善奉さんの補償請求が実現し、日本政府の認めるところとなる日の一日も早いことを祈っている。そして、姜善奉さんに続く申請者たちが出てくることを期待している。

(4) 未解明の附属保育所問題/「鳥取訴訟」原告の無念の死

わたしたちは、家族訴訟がおこなわれるのと並行して、岩波書店の総合月刊誌『世界』の二〇一八年九月号から二〇一九年九月号まで、連載「ハンセン病回復者の語り・家族の語り」を書いた。少しでも家族訴訟の応援になればと願いつつ。

今後の偏見差別をなくす取り組みでも、当事者の体験と思いの記録は大事だ。京都での姜善奉さんの出版記念会でお会いした解放出版社の編集者、小橋一司《こばしかずし》さんに、連載の掲載をお願いした。題して、「もう一つの隔離――ハンセン病療養所附属保育所を生きて」。親の療養所収容に伴って、少なからざる数の子どもたちが附属保育所に収容された。そのこと自体がかれらがその後の人生を生きていくうえでの大きな足枷《あしかせ》になったのだが、この問題はハンセン病家族訴訟でも十分には掘り下げられなかった。附属保育所暮らしを体験したある家族原告からの〝保育所の問題にも光を当ててほしい〟との依頼に応えたいと考えたのだ。——連載は、毎月一編、締切に間に合うように原稿を書かなければならない。『世界』で連載してみて、その大変さを実感していたので、二〇二〇年の夏は、数回分の原稿の執筆で過ごした。『部落解放』二〇二〇年一一月号から掲載開始だ。

八月二七日、神谷誠人弁護士と、新型コロナの新規感染者数が減少してきたので、なんとか非入所の罹患者の家族の方からの聞き取りができないかとメールのやりとりをしていたところ、「鳥取訴訟」の上告棄却の通知がいま届いたと教えられる。「最高裁から〔昨日付けの〕決定書が郵送されてきました。上告棄却、上告受理申立は受理しない、という内容です。これで鳥取訴訟の敗訴が確定しました。予想はしていましたが、口惜しいです。しかも、三下り半という素気なさ」。高橋正典さんは、すでに、二〇一九年七月二三日に不帰の客となられている。無念の思いを抱えたままの死であったろう。

(5) 偏見差別を解体する三つの方途

二〇二〇年九月には、弁護団から「家族訴訟判決を受けての偏見差別解消に向けての取り組みについて、前々から弁護団よりご相談させていただいている専門家会議について、ぜひメンバーに加わっていただきたい」との依頼のメールが届いた(ここで言う「専門家会議」は、実際に二〇二一年七月に発足したときには、「ハンセン病に係る偏見差別の解消のための施策検討会」という名称で、「有識者会議」と「当事者市民部会」という二つのパートからなる会議体であった)。

毎年、六月二二日には午前中に厚労省で「らい予防法による被害者の名誉回復及び追悼の日」式典が、午後に「ハンセン病問題対策協議会」が開かれるのだが、コロナ禍で延期になっていたのが、やっと一〇月には開かれる予定だという。そして、年内には、厚労省・法務省・文科省相手の「ハンセン病に係る偏見差別の解消のための協議」の第三回が開かれそうだ、と。

やっと、止まっていたハンセン病問題の時間が再び動き出しそうだ。いまのうちに、ハンセン病をめぐる偏見差別を解体する方途について、熟慮しておきたい。

福岡は、考慮されるべき点が三つある、と考えている。

第一に、これまでの〝正しい知識〟の普及と〝差別はいけません〟という規範の強調からなる啓発では、《集合的意識としての偏見》の打破は不可能であることの確認である。そうではなくて、偏見問題の古典『偏見の心理』を著したG・W・オルポートの言葉では、マジョリティとマイノリティとの《対等地位の接触》、一年一〇ヵ月を被差別部落に住み込んでフィールドワークした黒坂愛衣が見いだした表現では《出会い、ふれあい、語らい》（『とちぎ発〈部落と人権〉のエスノグラフィ』全三冊、創土社、二〇〇三／二〇〇四、参照）をとおして、具体的な関係性を地道に変えていくしかない。

そうであれば、今後の啓発の主体は、マイノリティ当事者自身でなければならない。しかしながら、五六〇人を超えた家族原告のうち、二〇一九年七月二四日の首相官邸での首相面談の場に顕名原告として臨んだのは、わずか六人であった。残りの家族原告は、名乗れない、顔を出せない。いまなお残る偏見差別を怖れるがために。わたしたちがお会いした当事者の誰もが「地元ではとても啓発活動はできない」とおっしゃる。わたしたちがいま考えているのは、地元ではなく、沖縄の人なら本土で、本土の人なら沖縄でというように、遠隔の地で自分の体験と思いを語る啓発の主体になっていただくことだ。そして、各地にそのような営みを支える支援の輪をつくりだしていくこと。

差別事象を目の前にしたとき、パッと具体的な人の顔が思い浮かんで、「なんで、この人が差別されなければならないのだ、おかしい!」と思え、それを行動に表すことができるかどうか。そんな人が、一人でも多くなっていくこと。それが啓発の具体的な課題だと、わたしたちは思う。

少々脇道に逸《そ》れるが、アメリカのBLACK LIVES MATTER運動の高揚の最中《さなか》、テニスの大坂なおみ選手が二〇二〇年七月一日に発信したメッセージ、"I Never Would've Imagined Writing This Two Years Ago"のなかにすごい一文がある。

Being "not racist" is not enough. We have to be anti-racist.

ウェブ上での翻訳者は、これを、「「人種差別主義者ではない」ことだけでは、十分ではない。「反人種主義者」であることが必要であり重要なことなのだ」と訳していたけど、これじゃ、大坂なおみの気迫のこもった気持ちは伝わらない。

この一文を日本語に移すと、たぶん、こんな感じかな。

「わたしには人を差別する心はない。わたしは人を差別しない」と思ってるだけじゃ、なんにもならないよ。差別する人と闘わなくっちゃ。わたしも立ち上がる。みんなも立ち上がろうよ。——ハンセン病問題でも、伝えるべきは、単なる〝正しい知識〟ではない。大坂なおみの、このようなスピリットなのだ。

第二に、当事者が今後の啓発の主体になるというのであれば、啓発の具体的な方策を議論する「専門家会議」は、クローズドな会議であってはならない。当事者の代表もオブザーバーとして参加し、会議のまわりを多くの当事者や支援者たちが取り囲むなかで、議論が進められなければならない。

二〇〇六年に国連総会で「障害者権利条約」が採択されたときの合言葉"Nothing About Us Without Us!"（わたしたちを抜きに、わたしたちのことを決めないで！）が、ハンセン病問題でも共有されなければならない。

「専門家会議」をオープンな議論の場にしたら、当事者の顔色を伺ってしまってホンネの議論ができなくなる、という意見もあるやに聞く。だが、専門家というのは、誰を目の前にしようと、エビデンスとロジックのみに基づいて、思うところのことを述べることができる人のはず。しかも、今回は、当事者にわかる言葉で、わかりやすく大事なことを語れることが条件だ。そんな専門家会議は御免蒙りたいと言う〝専門家〟は、最初から委員を引き受けなければよい。

第三に、「専門家会議」は、一、二年で提言をまとめて解散というかたちではなく、一〇年のタイムスパンを想定したい。これまでの行政による啓発活動の特徴は、まともな効果測定を一度もやったことがないということだ。啓発の事業報告たるや、パンフレットを何部作成した、人権講演会を何回開催し、延べ参加人数は何人となった、という類のものにすぎない。これらの数値は、啓発活動がどれだけの成果をあげたかとは無関係だ。

先に、当事者が遠隔の地で自分の体験を語る場面をあちこちに作っていきたいと述べたのは、わたしたちの考えた一つの思いつきにすぎない。「専門家会議」で議論を深めれば、もっとさまざまな啓発のスタイルに想到するだろう。これまでにはなかった、いろいろなスタイルの啓発活動を実施に移していき、中間地点の五年が経過したところで、それぞれの啓発効果を測定する。――そのためには、そのような社会学的な意識調査を計量的にやりこなせるスキルを身につけた専門家にも、委員に加わっておいてもらわなければならない。

そして、効果が見られない方策は捨て、効果が期待できる方策を、より重点的に展開していけば、一〇年先には《集合的意識としての偏見》という社会的構築物を打ち壊せる見通しもでてきはしないかと希望を抱けよう。

わが国の歴史において、個別問題での偏見差別の解消をめざして、国が国民的課題と謳《うた》って取り組んだことは、すでに二回ある。一度は、一九六五年の同和対策審議会答申を承けて、長年にわたって取り組まれた「同和教育」である。同和問題に関する〝正しい知識〟を教え込むことに力点を置いたが、被差別部落にたいする差別意識をなくすという課題を達成できないまま、終止符が打たれた。二度目は、このハンセン病問題で、である。国賠訴訟の勝訴判決確定後の二〇〇一年七月二三日に坂口力厚労大臣と原告団代表の曽我野一美とのあいだで交わされた「基本合意書」には「差別・偏見の除去・解消事業」が明記されている。しかし、それからの二〇年近くの時間は、空疎に流れた。

今回が三度目の挑戦である。新たな地平を展望できるかどうか、わたしたちも、当事者のみなさんと手をとりあって、精一杯の尽力をしたい。

4 〝所与としての醜状〟など、ない

「意見書（責任論）」を書き上げたのが二〇一八年九月。一定の時間をおいて読み直していて、自分の記述に不十分なところ、間違っていたところがあるのに気づいた。加筆補正をしておきたい。

それは、強制隔離政策と無癩県運動がなければとっくの昔に消失していたに違いないものという位置付けを伴ってであれ、わたし自身が「この病気がもたらす外貌の変形への人びとの〝素朴な恐怖感に基づく忌避感情〟」という記述を「意見書」のなかでしてしまっていたことにかかわる。

この気づきのきっかけは、二〇二〇年一二月二日に開かれた厚労省・法務省・文科省相手の第三回「ハンセン病に係る偏見差別の解消に向けた協議」の場でのハンセン病家族訴訟原告団副団長の黄《ファン》光男《グァンナム》さんの次の発言であった。

今年の九月に芦屋市の職員が差別発言をしました。市民グループが市役所のロビーでハンセン病問題のパネル展示をしたいと申し入れたところ、断られた。断る理由としてその職員が言ったのは、「ハンセン病の人の顔がパネルでずらりと並べられたら、気持ち悪くなる市民がいる。だから、パネル展示はダメです」と。「気持ち悪くなる」って言われた当事者のみなさん、どんな思いになりますか？　わたしは〔関西の〕退所者グループ「いちょうの会」と一緒に、芦屋市に「説明を聞き

たい」と申し入れて、この一二月に話し合いをさしてもらった。そうすると、人権・男女共生課の課長は「本人に聴き取りしたけど、そんな発言をしてない」「(言ったのは)パネルがずらりと並べられたら、市民の人がびっくりするだろう」。言葉をちょっと入れ替えてきた。まぁ、「びっくりする」という言葉も、ちょっとおかしな話ですけどね。わたしは課長に「この職員の発言は差別事象にあたりますか?」って質問した。そしたら課長は、「差別事象にはあたりません」。差別発言をした職員本人と、この課長の「差別事象にあたりません」という、この二つの問題、どっちもすごく大きな問題です。

気になったので、ハンセン病家族訴訟の熊本地裁判決(二〇一九年六月二八日)が「偏見」についてどのように記述しているのかを読み返してみた。

判決は、ハンセン病にたいする偏見の形成、強化の過程について、次のように判示している。

昭和一六年には全府県で無らい県運動が行われていたことからいって、昭和一八年頃には、大多数の国民の間で、ハンセン病患者に対し隔離収容されて当然であり、忌避・排除されるべき存在であるとの共通認識を持ち(その意味において、原告らの主張する集合的意識としての偏見の形成・成立)、全国津々浦々、患者の発見や密告に協力する体制ができあがったといえる。／また、大多数の国民にハンセン病についての偏見が根付き、このような体制が築き上げられたことは、以後の隔離政策

等のハンセン病患者に対する政策が支持される基盤となった。（三〇二頁）

当時の国民らの間では、ハンセン病に関する因習が根深く、ハンセン病隔離政策等を策定した政府官僚、政治家等、無らい県運動を遂行した府県等の役場職員、警察官及び学校教員等、さらに科学的論理的に考える国民等には伝染病と正解する者がいても、それまでの因習による認識、意識から、国家によって隔離収容されるのは、やはり天刑病、業病だからと考える者、体質的遺伝性疾病観で考える者、非科学的非論理的でも伝染病であり遺伝病、天刑病でもあると考える者がおり、さらに、医学的なことは置いて、隔離収容とハンセン病の症状である外貌の大きな変化、醜状化とを結びつけて認識する者もいた。いずれにしても、当時の国民らのハンセン病に対する認識としては、ハンセン病が国家によって隔離収容される恐い病気であるとの認識や、優生思想もあいまって、罹患したハンセン病患者だけでなくその近くにいる家族も排斥すべき者であるとの認識では、共通していたといえる。そして、ひとたび形成された偏見差別の意識は、時間の経過とともにその根拠や理由が忘れ去られ、そうでなくても曖昧になりがちであるため、無らい県運動によって生み出された偏見や差別も、その根拠や理由があいまいな嫌悪感や忌避感に変形しながら少なくとも世代が変わるまで残るということがいえる。（三〇三～三〇四頁）

大筋は妥当だが、最後の「少なくとも世代が変わるまで残る」という捉え方をみると、遠藤浩太郎裁判長らはわたしの提起した《集合的意識としての偏見》が個々人から外在した一つのシステムをなすものであるという肝心な点を、ちゃんとは理解できなかったようである。ちなみに、わたしは、二〇一九年五月二〇日の宮古南静園での第一五回ハンセン病市民学会「家族訴訟分科会」で、次のように発言している。

かつては、社会の片隅であれ、ハンセン病に罹った人たちがひっそりと暮らすぶんには、それは認められていた。そこで子どもを産み育てるというリプロダクティブ・ライツも認められていたが、強制隔離政策と無癩県運動が作っちゃったのは、もう、子どもは産ませないということと、それから、社会の中にはどんなとこであれ居場所は認めない、追い出すという、そこまで行っちゃったわけです。

そういうかたちでハンセン病に対する偏見ができていって、その偏見がぼくのいう《集合的意識としての偏見》というふうに外在性と拘束性を備えたものとしてできあがってしまうということは、何を意味するかというと、偏見というのは一つのシステムとしてある、ということです。システムというのは、ある部分が入れ替わっても全体は維持されるというのがシステムなんですね。だから、差別の問題でいうと、〝いまの年寄りがみんな死んでしまえば、偏見差別はなくなる〟という言われ方がされます。ところが、そうはならない。部落問題にぼくがかかわるようになったのはもう四十数年前ですが、その当時も〝いまの年寄りがみんな死んでしまえば部落差別はなくなる〟と言われてました。でも、四十数年経って、そのとき〝いまの年寄り〟と言われた人はみなさんお亡くなりになりましたけど、いまだに〔部落差別は〕なくなりません。部分がどんどんどんどん入れ替わっても、システムとしての偏見は続いていくんですね。

判決からの引用に戻ろう。判決は、いまだにハンセン病元患者やその家族にたいする差別がなくならない現状における偏見のありようについて、次のように説明してのける。

古来の、ハンセン病は遺伝（家系、家筋）病であるとの迷信に基づく偏見差別や、業病や天刑病といった宗教観や迷信に基づく偏見差別、外貌の醜状や大きな変化による差別があった上、ハンセン〔病〕隔離政策等によって、ハンセン病について特別な病気であるとの印象を与えられたことにより、ハンセン病を業病や天刑病等と〔みる〕因習による考えもなくならず、また、ハンセン病がその患者の隔離が必要であるほどの特別の病気であるという誤った認識が広まったことで、ハンセン病が容易に治癒するようになった後においても、あたかも医学的根拠に基づくかのごとく隔離政策が継続され、新法廃止に至るまで、隔離政策が否定されることがなかったために、大多数の国民らの間では、ハンセン病に対する恐怖心が解消されることがなかったといえる。そして、隔離政策が上記のとおり継続したために、新法廃止とともに、ハンセン病が隔離する必要のない病気である旨を厚生大臣が公式に発表するなどしても、一定の効果はあったといえるものの、多くの国民らに

偏見差別の意識が残った。（四二四〜四二五頁）

一旦差別意識が作出されると、理由を問わない嫌悪感や忌避感に変化することも少なからずあるため、〔平成八年の〕新法廃止に関する報道並びに平成一三年の熊本判決、控訴断念、〔首相〕談話及び国会謝罪決議採択に関する一連の報道等によりハンセン病についての正しい知識が周知されたこと等を受け、正しい知識を有しながら差別する者がいる。ハンセン病が感染しにくく、かつ、治癒する病気であって、隔離する必要がないといった正しい知識を有しているにもかかわらず差別をする者は、ハンセン病隔離政策等が作り出した疾病観からは解放されているにもかかわらずに差別意識を有するのであるから、ハンセン病隔離政策等の影響を受けないところで差別意識を抱くようになった可能性がある。実際に、ハンセン病隔離政策等が開始する以前においても、後遺症による外見の醜状を理由として差別意識を抱く者が一定数いたこと、ハンセン病と全く関係なく障害や病気によって生じた見た目を理由に差別意識を抱く者が一定数いることからすれば、ハンセン病に対して差別意識を有している者の中に、因習によるものも含め、ハンセン病隔離政策等の影響を受けないところで、見た目等を理由に差別意識を抱くようになった者がいることは否定できない。（四二五〜四二六頁）

遠藤裁判長らは、ハンセン病にたいする偏見は、相互に独立した四つの要素からなると述べている。

一つは「遺伝（家系、家筋）病であるとの迷信」。二つが「業病や天刑病といった宗教観や迷信」。三つが「外貌の醜状や大きな変化」にたいする忌避感（これは、いわば人間の自然な身体反応として表象されており、そのかぎり、超歴史的な現象と思念されているようだ）。四つが「ハンセン病隔離政策等が作り出した」「患者の隔離が必要であるほどの特別の病気であるという誤った認識」である。

遠藤裁判長らは、国には隔離政策等が作出した、旧来の偏見差別とは次元の違った「社会構造」とまで言うべき新たな偏見差別を除去する法的義務があると認定した。そして、その方法としてはもっぱら「正しい知識」を与えることに求めた（ここでは、もはや、わたしの提起した《集合的意識としての偏見》概念をまったく理解していない）。そして、判決ではこう述べていた。

被告〔国〕は、平成一〇年以降、毎年、「ハンセン病を正しく理解するフォーラム」を（中略）開催し、講演、療養所の案内ビデオの放映、シンポジウム、講師や入所者自治会代表と参加者との意見交換を（中略）行っている。これらは、参加者に対しては、ハンセン病についての正しい知識を与えることで、間違った認識に基づくハンセン病患者家族に対する偏見差別の発生を防止し、又は解消するという効果を有しており、社会におけるハンセン病患者家族に対する偏見差別の除去にとって、一定の効果を有しているとい〔え〕る。もっとも、そもそも、フォーラムの参加人数が一回あたり数百人程度と少なく、複数箇所で開催されているものの、全国津々浦々で開催されたものではないこと（中略）からすると、その効果は限定的である。（三五九頁）

ところが、先に引用した箇所（判決では後ろで述べられている）では、かかる「正しい知識」を与えることで解消の効果があるのは、そもそも国の誤った政策の「誤った知識」の注入によって作出された偏見部分だけである、という論法を持ち出している。遠藤裁判長らにあっては、「醜状」への忌避感は人間の自然な反応にほかならない。「迷信」や「因習」も、なぜか「誤った認識」というものではないとされる。かくして、国による啓発と教育は量的に不十分なものであったから、国が作出した偏見を一掃することはできなかったが、二〇〇一年の熊本地裁「勝訴」判決以後のマスコミによる大々的な報道で「ハンセン病が感染しにくく、かつ、治癒する病気であって、隔離する必要がない」といった「正しい知識」が広く知れ渡ったことで、国による「誤った認識」の流布注入によって作出された偏見部分だけが、きれいに駆逐されたのだ、と宣《のたま》うのだ。こんなインチキ論法が罷り通ってしまう裁判というのは、わたしには不思議でたまらない。どうして、他の種類の偏見には、「正しい知識」は有効性をもたないのか。「偏見＝誤った認識」という定義に立つかぎり、「正しい知識」は〝特効薬〟〝万能薬〟ではなかったのか？

こうまでして遠藤裁判長らが展開したロジックは、ゆえに、ハンセン病にたいする偏見差別は永遠になくならない、超歴史的な現象であって、もはやそのかぎりでは政府に法的責任のないものであると宣託するものであったのだ（こうして、二〇〇二年以降にはじめて自己の立場を自覚したとされる二〇名の原告の訴えは棄却された）。《集合的意識としての偏見》という捉え方では、一見その出所《でどころ》は別々であるかに見える偏見の各要素は、バラバラなものとして存在するのではなく、相互に呼び覚ましつつ、つねに一体化していくものとしてあると見る。そこを見逃してはならない。

そもそも、ハンセン病の後遺症を指して「醜状」などという禍々《まがまが》しい言葉を判決で使ったのは、遠藤裁判長らが初めてだ。二〇〇一年五月一一日の熊本地裁での「らい予防法違憲国賠訴訟」の「勝訴」判決には、出てこない。二〇一五年九月九日の鳥取地裁での「ハンセン病非入所者家族単独訴訟」の「敗訴」判決にも、見当たらない。二〇一八年七月二四日の広島高裁松江支部での控訴審の「不当判決」においてすら、登場していない。遠藤裁判長はよほど「醜状」の語がお気に召したのだろう。繰り返し何度も使っている。尋常ならざる執着だ。

不意にいま、二〇一八年三月一六日の、ハンセン病家族訴訟の第八回期日における熊本地裁の一場面を思い出した。原告本人尋問に立った黄光男さんが「小学校の五、六年生のときにクラスにY君という子がおって、その子がすぐふざけて、「らい病、鼻、ポロッ」という、そういう仕種を何回も何回もした。それで、なんか、恐ろしい病気なのかなみたいなことを感じました」と証言。それを受けて、あろうことか裁判長が口にしたのが、「わたしなんかも〔子どものときに〕梅毒について話してて、「鼻、ポロリ」とかいうのを、ふざけて言った記憶があるんですが、〔Y君が〕梅毒と間違えてるということはないですかね?」と。黄光男さんが「らい病と言うてました」と答え、裁判長が「わかりました。けっこうです」と。傍聴席のわたしの横に座っていた熊本在住の「原告番号二六番」の男性は、「自分が原告でなければ、この裁判長を告発してやる!」と、カンカンになって怒っていた。

遠藤裁判長は、自分の子ども時代の「鼻、ポロリ」発言を現時点から振り返って反省しているそぶりもない。判決のなかにあった「ハンセン病と全く関係なく障害や病気によって生じた見た目を理由に差別意識を抱く者が一定数いる」とは彼自身のことにほかならないのであろう。

それにしても、わたし自身が「意見書」で「この病気がもたらす外貌の変形への人びとの〝素朴な恐怖感に基づく忌避感情〟」と記述してしまったのは、社会学者にあるまじきこととして、深く反省している。社会学者なら、まずはデータと向き合うべきであった。そうすれば、ハンセン病の後遺症が〝所与の醜状〟としてわたしたちの眼前に実在するなどということはないことが得心できる。

家族訴訟の「原告番号四番」のKさん（一九四五年、熊本県生まれ）は、死んだと聞かされていた父親が菊池恵楓園に生きていることを知って、再会したのが二四歳のとき。後遺症の重い父に会った瞬間、「はっきり言って悪いですけど、〝化け物〟って、そう思って帰ったんです」（『ハンセン病家族たちの物語』一三〇頁）。彼女は、誰からも愛情をかけられずに育ってきた自分の幼少期は、この病気の父親のせいだと思ったのだ。

ところが、彼女の三人の子どもたちは、小さいころから頻繁に恵楓園を訪ね、祖父と接して育った。「自分のじいちゃんは、顔かたちは普通のじいちゃんとは違うみたいだけど、そういうもん、と思ってたみたいですよ」「ほんと孫たちには会わせとってよかったなって思うんです。わたしも、そういうふうに〔子どものときから父親と〕会ってたら、もうすこし〔受け止めが〕違ってたんじゃないかなぁと思うんです」（一四一頁）。

「原告番号二一番」のＴＫさん（一九六三年、宮城県生まれ）は、父親が東北新生園の入所者であることを学校の同級生らに知られ、「ドスの子」（〝ドス〟は東北地方におけるハンセン病罹患者への差別的呼称）と侮蔑され、冬に氷の張った池に突き落とされるなどのいじめを受け続けた。手の指が曲がっている程度の後遺症であっても、そういう父を疎ましく思う気持ちもあったようだ。ところが、彼の娘となると、じいちゃん大好き。「じいじと一緒に暮らしたい」という娘にせがまれて、新生園の父親を説得。一時期、自宅で一緒に暮らした。しかし半年後、父親は孫にせがまれて近所のコンビニに買い物に行ったとき、店主にあからさまに代金の受け取りを拒絶され、翌朝、まだ孫が目を覚ます前にふたたび新生園に帰っていったという。

まだまだ、聞き取りから事例をあげていけばキリがない。子どものときから親に連れられてハンセン病療養所に肉親を訪ねる経験を積み重ねた家族原告たちやその子どもたちは、誰もが肉親をはじめ療養所入所者たちの後遺症を〝醜状〟などとして経験してはいないのだ。

そういえば、わたし自身、「ハンセン病問題に関する検証会議」の被害実態調査で、二〇〇三年七月、ゼミの学生たちを連れて栗生楽泉園を訪ね、聞き取りの初日に出会ったのは、関一郎さん（園名、一九二四年生まれ）という、両の目の視力を失い、頭髪もすべて抜け落ちた小柄な男性であった。三時間ばかりの聞き取りのあいだ、きちっと閉まらぬ唇から涎《よだれ》を畳の上に垂らし続けながら、一生懸命語ってくださった。そのかん、わたしは目の前に〝醜状〟など見ていなかった。〝気持ち悪く〟もならなかった。〝びっくり〟もしなかった。ただ、わたしたちのために一生懸命語ってくださるその姿に、わたしは感動していた。同席していた女子学生たちも〝びっくり〟もせず〝気持ち悪く〟もならなかった。わたし同様に感動していた。

〝所与としての醜状〟などというものは、この世に存在しないのだ。そう考えるのが社会学者だ。心を許して接することができる関係性の磁場が保障されているとき、そこに〝醜状〟などが立ち現れはしないのだ。訳知り顔に〝所与としての醜状〟の類の言説を口にすることで、意図せずにせよ、《集合的意識としての偏見》の維持存続に加担する人たちとも、わたしたちは闘わなければならない。

そして、こうしてみてくると、これからの啓発・教育は、「正しい知識」の注入一本槍のやり方から、マジョリティとマイノリティの関係性自体を変えていく地道な実践に重きを置くのが妥当だということが、いっそうよくわかる。

おわりに――ハンセン病家族たちの経験を社会で共有していく

わたしが提示した《集合的意識としての偏見》は、ひとつのまとまりをもった概念である。偏見とは、諸個人の内面の問題ではなく、外在した社会システムであること。偏見は、対象にたいする誤った観念ではなく、忌避・排除して当然とする思い込みのこと。遠藤裁判長らのように、一部だけをつまみ食いして、偏見をなくす方途としては〝正しい知識の普及〟に拘泥したのは、わたしの説をまともに理解できなかったのか、さもなければ腹に一物《いちもつ》あって、先の二〇〇一年熊本地裁判決は政府の法的責任を一九九六年の「らい予防法」廃止の時点までとした、自分たちは政府の法的責任の解除時点をどこに置くか、熊本地裁判決のあった二〇〇一年に置くことにしようといった、よからぬ結論先取りをしたがゆえかの、いずれかだろう。

その点、わたしのこの概念をいちばんよく理解してくれたのが、小林洋二弁護士であった。前述の二〇一九年五月の宮古南静園でのハンセン病市民学会「家族訴訟分科会」での小林弁護士の次の発言を、あらためて参照されたい。

われわれは、国がやるべきこととして、らい予防法を廃止するとか隔離政策をやめるということでは足りない、と主張してきた。〔国は〕隔離政策が作り出した差別偏見を除去する施策を講ずる必要があった、と。国は「それはやってきました」と言うわけです。そこで、われわれが新たな主張を手にしたのが、この〔福岡先生の示した〕差別偏見の捉え方。差別偏見というのは「誤った認識」なのではないんだ、特定のカテゴリーの人たちに対する「嫌悪」「敵意」「排除されて当然というイメージ」なのであって、けっして、認識の誤りではない。

おそらくですね、そのカテゴリーが形成されるときには、伝染病であるとか遺伝病であるという、ひとつの理屈はあるんでしょうが、いったんそのカテゴリーが形成されてしまうと、そのカテゴリーに属していること自体が忌避・排除の理由になっていく、ということですね。だから、国がやってきた「ハンセン病の伝染力は、じつは強くないんです」といったような啓発活動は、不要だとは言わないけれども、〔偏見を〕解消するためにけっして有効ではない、ということです。

端的に、家族たちを政策的にカテゴライズしてきた、《集合的意識としての偏見》の対象としてきた、そう位置づけてきたという誤りを認めて謝罪することによって、被害者をエンパワメントしていく。それによって社会のなかで、被害者自らがその被害を語れるような状況を整える。被害者のその経験を、社会全体が共有していく。そういったことの実践をつうじてしか、この《集合的意識としての偏見》を解消することはできない。そういったことを、国はまったくやってこなかったんだ。これが、これから必要なのだ、というのが、われわれが〔被告国の〕作為義務として最終的に主張してきたところです。

壇上で横に座っていたわたしは、これを聞いて、思わず、「言い出した福岡よりも、小林先生のほうが《集合的意識としての偏見》とは何かというのがよくわかってる。あとは、裁判所がわかってくれたかどうかだけが問題です」と口走っていた。そこへ、絶妙のタイミングで、コーディネーターの徳田靖之弁護士が「司会はわたしです」とチャチャを入れたものだから、会場全体が笑いと拍手に包まれた。

あとがき

二〇一九年六月二八日、家族訴訟は、「全面勝訴」とまではいかなかったが、「勝訴」と評価しうる判決を勝ち得た。

二〇〇一年五月一一日のハンセン病国賠訴訟の原告「勝訴」の判決にたいして、当時の小泉純一郎首相が「控訴断念」をし、政府として「謝罪」した前例に倣い、このときの安倍晋三首相も「控訴断念」をし、首相官邸で家族原告の代表者たちに直接「謝罪」した。

この延長線上で、二〇二一年七月には「ハンセン病に係る偏見差別の解消のための施策検討会」が始動した。その委員に、社会学者である福岡と黒坂、そして金明秀《キムミョンス》（関西学院大学教授）の三名も選任された。

ハンセン病問題をめぐっての偏見差別に立ち向かっていくという課題にたいして、わたしたち社会学者にできることは何か。わたしたちがいま考えていることは、広くマジョリティ側を対象とした統計的な意識調査を実施することで、ハンセン病罹患者とその家族にたいする〝忌避、排除されて当然とする態度〟を支えている要因は何かを究明し、その知見が活用されることで的外れでない、効果のある人権教育・啓発が展開可能になることに寄与することではないかと考えている。

さっそく、社会学的計量分析の専門家である金明秀をリーダーとした研究者チームを組織し、二〇二二年度からの科学研究費補助金の申請をし、その採択も認められた（研究代表者＝黒坂愛衣）。わたしたちの社会学的研究が少しでも現実の社会問題の解決に貢献できることになればと願いつつ、できるかぎりの尽力をしていきたいと考えている。

本書は、ハンセン病家族訴訟弁護団の多くの弁護士たちとの議論の成果でもある。とりわけ、黒坂の「意見書」と「証人尋問」では大槻倫子弁護士に、福岡の「意見書」では小林洋二弁護士に大変お世話になった。緊迫感に満ちた状況でものを考える機会を共にできたことに、あらためてお礼を申し上げます。ありがとうございました。

世織書房からは、すでに、黒坂愛衣の『ハンセン病家族たちの物語』（二〇一五年）と福岡安則の『「こんなことで終わっちゃあ、死んでも死にきれん」――孤絶された生／ハンセン病家族鳥取訴訟』（二〇一八年）を出していただいている。三冊目になる本書の編集でも、門松貴子さんになにからなにまでお世話になった。ありがとうございます。

じつは、本書のタイトルとして当初わたしたちが考えていたのは、「ハンセン病家族訴訟の社会学」

であった。この味も素っ気もない書名案にたいして、門松さんは「ハンセン病家族訴訟——裁きへの社会学的介入」を提案してくださった。福岡は恰好いいタイトルだなと思ったけれども、黒坂が〝わたしたちがやったことは、介入という言葉が相応しいほど意図的なものでも、事態をわたしたちが考える方向に引っ張っていこうとするものでもなかった〟との疑念を表明し、結局、タイトルとしてのインパクトは小さくなるが、「裁きへの社会学的関与」という、わたしたちの現実のふるまいに即したサブタイトルに変えていただいた。

最後に、本書は、JSPS科研費18K02003（「社会的少数者の家族成員間での体験共有と関係性の（再）構築をめぐる研究」、研究代表者＝黒坂愛衣）ならびに19K02126（「ハンセン病問題の最終局面に現前する諸課題への社会学的接近」、研究代表者＝福岡安則）の助成を受けた研究成果の一部である。記して感謝する。

ほんらい、この「あとがき」は黒坂が書くはずであった。しかし、新型コロナウイルスの感染蔓延が終息しないなか、大学の教員は授業やゼミをオンラインで、あるいは対面とのハイブリッドでやらざるをえない状況を強いられ、日常業務が以前とは比べ物にならないぐらい過重なものとなり、また、四〇代半ばの専任教員は大学運営のあれやこれやに駆り出され、しかも、新たに取得できた科研費の研究代表者として急ぎの事務処理も目の前に登場した。要するに、超多忙の身なのである。そこで、埼玉大学を定年退職して一〇年、さしたる仕事のない福岡が、代わって、この「あとがき」を書かせていただいた。黒坂が自分で書いていれば、もっと味わいのある文章で書いたのではないかと思うが、お許しいただきたい。

わたしたちがハンセン病問題にかかわるようになったほぼ当初から、少なくとも、一月末の熊本での「れんげ草の会」の総会で、また、開催地を変えつつ五月に開かれてきた「ハンセン病市民学会」の全国交流集会の「家族部会」で、家族のみなさんとお会いできること、それが毎年の恒例行事になっていたけれども、コロナ禍のなかで、中止続きとなった。ときに電話で元気な声を聞かせてもらうことはあるけれども、直接お会いできないのは、なんとも寂しいかぎりである。ハンセン病療養所の入所者の方、退所者の方とも、直接お会いすることができないでいる。またお会いできるときまで、ぜひお元気でいてほしいと願っている。

福岡安則

著者紹介

黒坂愛衣（くろさか・あい）

1977年生まれ。埼玉大学大学院文化科学研究科博士後期課程修了。博士（学術）。東北学院大学教授。「ハンセン病に係る偏見差別の解消のための施策検討会」委員（2021年7月〜2023年3月）。

主な著書に、『とちぎ発〈部落と人権〉のエスノグラフィ』Part 1〜Part 3（福岡安則との共著、創土社、2003/2004）、『栗生楽泉園入所者証言集』全3巻（谺雄二・福岡との共編、創土社、2009）、『生き抜いて　サイパン玉砕戦とハンセン病』（福岡との共著、創土社、2011）、『ハンセン病家族たちの物語』（世織書房、2015、第1回神美知宏・谺雄二記念人権賞受賞）、『もどれない故郷ながどろ――飯舘村帰還困難区域の記憶』（山中知彦・福岡ほかとの共著、芙蓉書房出版、2016、福島民報出版文化賞正賞受賞）、*Fighting Prejudice in Japan: The Families of Hansen's Disease Patients Speak Out*（Melbourne: Trans Pacific Press, 2019）などがある。

福岡安則（ふくおか・やすのり）

1947年生まれ。東京大学大学院社会学研究科博士課程単位取得済退学。博士（社会学）。埼玉大学名誉教授。「ハンセン病問題に関する検証会議」検討会委員（2003年4月〜2005年3月）。

主な著書に、『マルクスを〈読む〉――疎外の論理と内化の論理』（三一書房、1979）、『マスコミと差別語問題』（共編、明石書店、1984）。『現代社会の差別意識』（明石書店、1985）、『被差別の文化・反差別の生きざま』（共編、明石書店、1987）、『同化と異化のはざまで――「在日」若者世代のアイデンティティ葛藤』（共著、新幹社、1991）、『ほんとうの私を求めて――「在日」二世三世の女性たち』（共著、新幹社、1991）。『現代若者の差別する可能性』（明石書店、1992）、『在日韓国・朝鮮人――若い世代のアイデンティティ』（中公新書、1993）、『在日韓国人青年の生活と意識』（共著、東京大学出版会、1997）、*Lives of Young Koreans in Japan*（Melbourne: Trans Pacific Press, 2000）、『聞き取りの技法――〈社会学する〉ことへの招待』（創土社、2000）、『質的研究法』（弘文堂、2017）、『「こんなことで終わっちゃあ、死んでも死にきれん」――孤絶された生／ハンセン病家族鳥取訴訟』（世織書房、2018）などがある。

ハンセン病家族訴訟――裁きへの社会学的関与

2023年2月14日　第1刷発行©

著　者	黒坂愛衣・福岡安則
装幀者	T．冠着
発行者	伊藤晶宣
発行所	(株)世織書房
印刷所	新灯印刷(株)
製本所	協栄製本(株)

〒220-0042　神奈川県横浜市西区戸部町7丁目240番地　文教堂ビル
電話045(317)3176　振替00250-2-18694

乱丁本はお取替えいたします　Printed in Japan
ISBN978-4-86686-030-5

「こんなことで終わっちゃあ、死んでも死にきれん」
●孤絶された生／ハンセン病家族鳥取訴訟
福岡安則　2700円

ハンセン病家族たちの物語
黒坂愛衣　4000円

胎児性水俣病患者たちはどう生きるか●〈被害と障害〉〈補償と福祉〉の間を問う
野澤淳史　2700円

人間学
栗原　彬＝編　2400円

変容する在日ブラジル人の家族構成と移動形態
●分散型／集住型移住コミュニティの比較研究
ヤマグチ・アナ・エリーザ　4300円

人世をかじり言葉を食む●障害を生きた一女性の心の声を聴く
瀬下佐代子＝著／飯守汀子＝編　3600円

〈価格は税別〉

世織書房